**Dr. K. S. Janani Priya**
**Dr. R. Renuka Devi**
**Dr C. Nitya Kala**


**Nanopartículas como um meio de administração local de medicamentos: Estudos baseados em evidências**

AF300653

Dr. K. S. Janani Priya
Dr. R. Renuka Devi
Dr C. Nitya Kala

# Nanopartículas como um meio de administração local de medicamentos: Estudos baseados em evidências

Melhorar a terapia periodontal através de aplicações de nanopartículas direcionadas

**Imprint**

Any brand names and product names mentioned in this book are subject to trademark, brand or patent protection and are trademarks or registered trademarks of their respective holders. The use of brand names, product names, common names, trade names, product descriptions etc. even without a particular marking in this work is in no way to be construed to mean that such names may be regarded as unrestricted in respect of trademark and brand protection legislation and could thus be used by anyone.

Cover image: www.ingimage.com

This book is a translation from the original published under ISBN 978-620-8-01327-1.

Publisher:
Sciencia Scripts
is a trademark of
Dodo Books Indian Ocean Ltd. and OmniScriptum S.R.L publishing group

120 High Road, East Finchley, London, N2 9ED, United Kingdom
Str. Armeneasca 28/1, office 1, Chisinau MD-2012, Republic of Moldova, Europe
Printed at: see last page
**ISBN: 978-620-8-11440-4**

# Índice

# 1. INTRODUÇÃO

A periodontite é uma doença complexa e multifatorial que afecta as estruturas de suporte dos dentes, incluindo a gengiva e o osso. Apesar dos avanços nas práticas de higiene oral, conseguir a eliminação completa dos agentes patogénicos periodontais que causam a periodontite e controlar os resultados clínicos continua a ser um desafio formidável. O principal objetivo do tratamento é frequentemente conseguir a remissão para gerir eficazmente a doença.

Durante mais de um século, um dos fundamentos da terapia periodontal tem sido a destartarização, um procedimento que envolve a remoção mecânica da placa bacteriana e do cálculo dos dentes. Embora a destartarização seja eficaz na redução da carga bacteriana e da inflamação, o seu sucesso em travar a progressão da doença periodontal depende em grande medida da gravidade da condição e dos factores de risco associados. Em alguns casos, a destartarização por si só pode não levar à erradicação completa dos agentes patogénicos, à resolução de todos os sintomas ou à prevenção da recorrência, o que realça a importância de intervenções personalizadas com base no estado da doença e no perfil de risco de cada paciente.

## O DOMÍNIO DAS NANOTECNOLOGIAS NA PERIODONTITE

A administração local de fármacos (LDD) tem sido, desde há muito, um componente vital na gestão da doença periodontal ligeira, particularmente em doentes clinicamente comprometidos. Com a integração da nanotecnologia, a eficácia da LDD em periodontia melhorou significativamente, oferecendo um complemento promissor à terapia não cirúrgica convencional. As nanopartículas, com a sua capacidade de se dirigirem com precisão a locais específicos e de controlarem a libertação de agentes terapêuticos, resolvem eficazmente as deficiências dos sistemas LDD tradicionais. Este sistema de entrega melhorado não só ajuda a um tratamento mais eficiente, como também contribui para a prevenção da progressão da doença, mantendo um melhor controlo sobre as populações bacterianas dentro da bolsa periodontal.

A utilização de nanopartículas em LDD tem o potencial de revolucionar os planos de tratamento da doença periodontal ligeira, proporcionando uma abordagem mais eficaz e direcionada que melhora a saúde oral em geral. Ao assegurar que os agentes terapêuticos atingem as áreas de mais difícil acesso nos tecidos periodontais, as nanopartículas ajudam a manter a saúde do periodonto e a reduzir a probabilidade de recorrência da doença. Esta abordagem inovadora ao tratamento sublinha o papel significativo que a nanotecnologia pode desempenhar na melhoria dos resultados da terapia periodontal, oferecendo uma nova fronteira no tratamento dos doentes.

## NANOPARTICULAS: FORMAÇÃO E MECANISMOS

As nanopartículas são partículas ultra-pequenas que variam normalmente entre 1 e 100 nanómetros. Possuem propriedades físicas e químicas únicas devido à sua pequena dimensão e à grande relação área de superfície/volume. Estas propriedades tornam as nanopartículas muito valiosas em vários domínios, incluindo a medicina, a eletrónica, a ciência ambiental e a engenharia de materiais.

FORMAÇÃO DE NANOPARTÍCULAS

As nanopartículas podem ser sintetizadas através de vários métodos, classificados, em termos gerais, em duas abordagens principais:

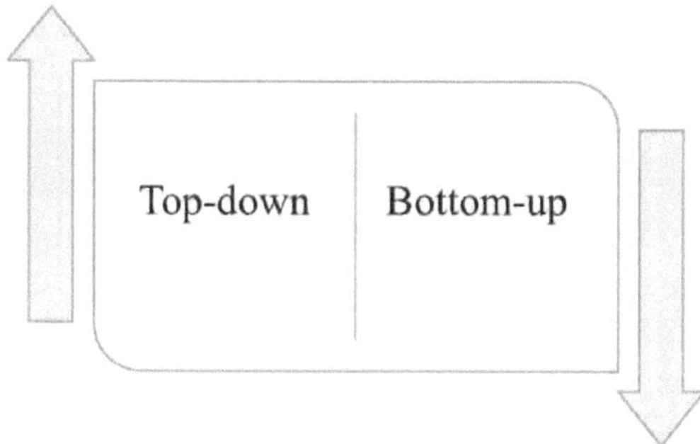


1. Métodos Top-Down:

 - Fresagem mecânica: Este é um dos métodos mais simples e mais amplamente utilizados, em que os materiais a granel são decompostos em nanopartículas utilizando forças mecânicas. A moagem de bolas de alta energia é um exemplo típico, em que é utilizado um meio de moagem para esmagar partículas maiores em partículas à escala nanométrica.

 - Ablação por laser: Nesta técnica, um laser de alta energia é focado num material a granel, fazendo-o vaporizar e condensar-se em nanopartículas. O tamanho e a forma das nanopartículas podem ser controlados através do ajuste dos parâmetros do laser e do ambiente em que ocorre a ablação.

- Litografia: Este método é normalmente utilizado em eletrónica e envolve a modelação de um material à nanoescala utilizando técnicas como a fotolitografia ou a litografia por feixe de electrões. É frequentemente utilizado para criar nanopartículas com formas e tamanhos precisos.

2. Métodos de baixo para cima:

- Deposição química de vapor (CVD): Neste processo, os precursores gasosos são introduzidos numa câmara de reação onde se decompõem e reagem num substrato, levando ao crescimento de nanopartículas. A CVD é normalmente utilizada para produzir nanopartículas de alta pureza de materiais como o silício ou o carbono.

- Processo Sol-Gel: Este método envolve a transição de uma solução (sol) para uma fase de gel sólido. Os precursores, como os alcóxidos metálicos, sofrem reacções de hidrólise e policondensação para formar uma estrutura em rede que acaba por evoluir para nanopartículas. O processo sol-gel é frequentemente utilizado para produzir nanopartículas de óxido, como a sílica ou o dióxido de titânio.

- Redução química: Nesta abordagem, os iões metálicos em solução são reduzidos por um agente redutor para formar nanopartículas metálicas. O tamanho e a forma das nanopartículas podem ser controlados através da variação da concentração dos iões metálicos, do agente redutor e de outras condições de reação. As nanopartículas de ouro e prata são frequentemente sintetizadas utilizando este método.

- Biossíntese: Esta abordagem amiga do ambiente utiliza organismos biológicos, tais como bactérias, fungos ou plantas, para sintetizar nanopartículas. Os organismos reduzem os iões metálicos na solução para produzir nanopartículas. A biossíntese está a ganhar popularidade devido à sua natureza amiga do ambiente e à capacidade de produzir nanopartículas com propriedades específicas. [83]


MECANISMOS DE FORMAÇÃO DE NANOPARTÍCULAS

A formação de nanopartículas é regida por vários mecanismos-chave:

1. Nucleação: A nucleação é o passo inicial na formação de nanopartículas. Envolve a agregação de átomos, iões ou moléculas num pequeno aglomerado, que serve de "núcleo" para o crescimento posterior. A nucleação pode ocorrer de forma homogénea (dentro do volume da solução) ou heterogénea (numa superfície ou numa interface).

2. Crescimento: Uma vez ocorrida a nucleação, os núcleos crescem pela adição de mais átomos, iões ou moléculas do ambiente circundante. O processo de crescimento pode ser controlado para produzir nanopartículas com um tamanho e forma desejados. Os mecanismos de crescimento podem incluir:

   - Maturação de Ostwald: As partículas mais pequenas dissolvem-se e redepositam em partículas maiores, levando a uma distribuição de tamanho mais uniforme.

   - Agregação: Os núcleos mais pequenos ou as nanopartículas juntam-se para formar partículas maiores. Isto pode resultar em nanopartículas com diferentes morfologias, tais como estruturas esféricas, em forma de bastão ou ramificadas.

3. Estabilização: Os mecanismos de estabilização evitam que as nanopartículas continuem a crescer ou a agregar-se, assegurando que permanecem dispersas. A estabilização pode ser conseguida através de:

   - Estabilização estérica: A utilização de tensioactivos ou polímeros que se adsorvem à superfície das nanopartículas, criando uma barreira física que impede que estas entrem em contacto próximo e se agreguem.

   - Estabilização eletrostática: As partículas carregadas repelem-se umas às outras devido à presença de uma dupla camada eléctrica à volta das nanopartículas. Esta repulsão impede a agregação e mantém as partículas estáveis em solução.

4. Modificação da superfície: A superfície das nanopartículas pode ser modificada para adaptar as suas propriedades a aplicações específicas. Isto pode envolver a ligação de grupos funcionais, o revestimento com outros materiais ou a conjugação com moléculas biológicas. A modificação da

superfície é crucial para aumentar a estabilidade, a biocompatibilidade e a funcionalidade das nanopartículas em várias aplicações.

Além disso, as nanopartículas têm-se mostrado promissoras na promoção da regeneração dos tecidos. Por exemplo, os nanomateriais podem ser concebidos para fornecer factores de crescimento ou outras moléculas bioactivas que estimulam a regeneração dos tecidos ósseos e periodontais. A utilização de nanofibras, scaffolds ou hidrogéis integrados com nanopartículas fornece uma matriz que suporta a adesão e proliferação celular, crucial para a cicatrização de defeitos periodontais.

Além disso, a incorporação de nanopartículas em sistemas locais de administração de fármacos, tais como pastilhas ou géis periodontais, aumenta a precisão e a eficácia do tratamento. Estes sistemas permitem uma libertação sustentada de agentes terapêuticos diretamente no local da doença, minimizando os efeitos secundários sistémicos e maximizando os resultados terapêuticos locais.

Apesar do potencial promissor da nanotecnologia no tratamento da periodontite, continuam a existir desafios, incluindo a necessidade de ensaios clínicos abrangentes para avaliar a segurança e a eficácia a longo prazo. O desenvolvimento de protocolos padronizados para a aplicação da nanotecnologia em periodontologia é também necessário para garantir resultados de tratamento consistentes e fiáveis.

Em suma, a nanotecnologia tem um potencial significativo para revolucionar a gestão da periodontite, melhorando a precisão, a eficácia e os resultados do tratamento, particularmente em casos difíceis em que as terapias tradicionais podem ser insuficientes.

**DIFERENÇA ENTRE NANOPARTÍCULAS PARA ADMINISTRAÇÃO LOCAL DE MEDICAMENTOS E ADMINISTRAÇÃO LOCAL DE MEDICAMENTOS CONVENCIONAL**

Os sistemas de administração local de fármacos são concebidos para administrar agentes terapêuticos diretamente num local específico, como uma bolsa periodontal ou uma ferida, minimizando a exposição sistémica e aumentando a eficácia do tratamento. Ao longo do tempo, os avanços nas tecnologias de administração de medicamentos levaram ao desenvolvimento de sistemas de administração local de medicamentos convencionais e baseados em nanopartículas. Estas duas abordagens diferem significativamente em termos dos seus mecanismos, eficácia e potenciais benefícios.

1. Tamanho e área de superfície

- Administração local convencional de medicamentos: Os sistemas convencionais utilizam normalmente partículas ou transportadores maiores, como géis, pastas ou fibras, para administrar medicamentos na área visada. Estes transportadores têm uma área de superfície limitada, o que pode afetar a taxa de libertação do fármaco e a sua capacidade de interagir com os tecidos visados.

- Administração de medicamentos com base em nanopartículas: As nanopartículas são muito mais pequenas, variando geralmente entre 1 e 100 nanómetros. A sua elevada relação área de superfície/volume permite uma carga e libertação de fármacos mais eficiente. A pequena dimensão das nanopartículas também lhes permite penetrar mais profundamente nos tecidos e atingir áreas que podem ser inacessíveis aos sistemas convencionais.

2. Mecanismo de libertação do fármaco

- Libertação local convencional de fármacos: Nos sistemas convencionais, a libertação do fármaco é frequentemente regulada por difusão, erosão do material de transporte ou dissolução. A libertação pode ser relativamente rápida e pode não proporcionar níveis sustentados de fármaco no local de destino durante períodos prolongados.

- Libertação de fármacos com base em nanopartículas: As nanopartículas podem ser concebidas para proporcionar uma libertação controlada e sustentada de fármacos. Isto pode ser conseguido através de vários mecanismos, como a erosão da superfície, a difusão ou a conceção de nanopartículas sensíveis a estímulos que libertam o fármaco em resposta a estímulos ambientais específicos (por exemplo, pH, temperatura). Isto assegura um efeito terapêutico mais consistente ao longo do tempo.

3. Capacidade de segmentação

- Administração local convencional de medicamentos: Os sistemas convencionais distribuem o fármaco de forma alargada na área local, muitas vezes sem capacidades específicas de segmentação. Isto pode levar à distribuição do fármaco tanto em tecidos saudáveis como em tecidos doentes, causando potencialmente efeitos secundários ou reduzindo a eficácia.

- Administração de medicamentos com base em nanopartículas: As nanopartículas podem ser funcionalizadas com ligandos de direcionamento (por exemplo, anticorpos, péptidos) que reconhecem e se ligam a receptores específicos na superfície de células ou tecidos doentes. Esta abordagem direcionada permite a entrega precisa do fármaco no local de interesse, reduzindo os efeitos fora do alvo e melhorando os resultados terapêuticos.

4. Estabilidade e biodisponibilidade

- Administração local convencional de medicamentos: Os medicamentos administrados através de métodos convencionais podem enfrentar problemas de estabilidade, especialmente se forem expostos a factores ambientais como a luz, a temperatura ou as enzimas. Isto pode resultar na degradação do fármaco antes de atingir o local de destino.

- Administração de medicamentos com base em nanopartículas: As nanopartículas podem proteger o fármaco encapsulado da degradação, aumentando a sua estabilidade e biodisponibilidade. Por exemplo, as nanopartículas podem proteger o fármaco da degradação enzimática na cavidade oral ou no trato gastrointestinal, assegurando que uma concentração mais elevada do fármaco ativo chegue ao local-alvo.

5. Penetração e retenção

- Administração local convencional de medicamentos: Os sistemas convencionais podem ter capacidades de penetração limitadas, especialmente em tecidos densos ou altamente estruturados, como tumores ou biofilmes em bolsas periodontais. Podem também ser rapidamente eliminados do local, reduzindo a sua eficácia.

- Administração de medicamentos com base em nanopartículas: Devido às suas pequenas dimensões e propriedades de superfície, as nanopartículas podem penetrar mais profundamente nos tecidos e nas células. Além disso, as nanopartículas podem ser concebidas para aderir aos tecidos ou para serem retidas no local-alvo durante períodos prolongados, assegurando uma ação terapêutica prolongada.

6. Eficácia terapêutica

- Administração local convencional de medicamentos: A eficácia terapêutica dos sistemas convencionais pode ser limitada por factores como a distribuição inespecífica, a depuração rápida e a incapacidade de manter concentrações eficazes do fármaco no local-alvo.

- Administração de medicamentos com base em nanopartículas: As nanopartículas aumentam a eficácia terapêutica, melhorando a administração do fármaco no local-alvo, assegurando uma libertação controlada e sustentada e minimizando os efeitos secundários. Isto pode conduzir a melhores resultados clínicos, especialmente em doenças complexas ou crónicas como a periodontite.

## TERAPÊUTICA BASEADA EM PROVAS

No mundo moderno, as provas servem de base a quase todas as disciplinas, incluindo o campo da terapêutica. A prática da medicina e da medicina dentária tem vindo a mudar progressivamente para uma abordagem mais baseada em provas, em que as decisões clínicas são informadas pela melhor investigação disponível. Esta transição reflecte uma tendência mais ampla nos cuidados de saúde, em que as decisões já não se baseiam apenas na tradição ou na opinião de especialistas, sendo antes orientadas por provas científicas rigorosas.

## TERAPIA TRADICIONAL E PRÁTICAS GLOBAIS

A terapia tradicional, enraizada em práticas seculares, continua a ser amplamente seguida em todo o mundo. Estes tratamentos baseiam-se frequentemente em remédios à base de plantas, técnicas manuais e outros métodos não convencionais que foram transmitidos ao longo de gerações. Apesar da sua presença de longa data em várias culturas, a eficácia destas terapias tradicionais nem sempre é apoiada por dados empíricos. Embora muitas pessoas continuem a utilizar estes métodos devido a crenças culturais ou ao sucesso anedótico, há uma ênfase crescente na validação da sua eficácia através da investigação científica.

## A ASCENSÃO DA MEDICINA DENTÁRIA BASEADA EM PROVAS

Nos últimos anos, a medicina dentária baseada em provas emergiu como uma abordagem crítica, ganhando proeminência em relação aos métodos tradicionais. Esta nova abordagem dá prioridade à utilização de provas actuais e de alta qualidade na tomada de decisões clínicas sobre os cuidados a prestar aos doentes. A prática baseada em provas envolve um processo sistemático de revisão, análise e aplicação dos resultados da investigação para garantir que os tratamentos são eficazes e seguros. Esta mudança é motivada pelo entendimento de que as práticas clínicas devem ser informadas pelas melhores provas disponíveis e não apenas por práticas históricas ou pela experiência clínica individual.

## FONTES DE PROVA

As provas utilizadas na medicina dentária baseada em provas são meticulosamente recolhidas de várias fontes. As formas mais fiáveis de evidência provêm de revisões sistemáticas, que compilam e avaliam criticamente os dados de vários estudos, oferecendo uma visão abrangente da investigação sobre um determinado tópico. Os dados de estudos em grande escala em seres humanos, como os ensaios controlados aleatórios, fornecem informações sólidas sobre a eficácia dos tratamentos em situações reais. Estes estudos são particularmente valiosos porque têm em conta as complexidades e a variabilidade inerentes à saúde humana.

Por outro lado, os estudos in vitro, que são realizados num ambiente laboratorial controlado, desempenham um papel relativamente menor na prática baseada em provas. Embora estes estudos sejam essenciais para compreender os mecanismos fundamentais dos tratamentos e para os testes iniciais, nem sempre se traduzem diretamente em resultados clínicos nos seres humanos. Isto deve-se ao facto de as condições controladas das experiências laboratoriais não conseguirem reproduzir totalmente as complexidades do corpo humano e a multiplicidade de factores que influenciam os resultados na saúde.

## COMPARAÇÃO COM A TERAPIA TRADICIONAL

Quando se compara a medicina dentária baseada em provas com a terapia tradicional, o contraste torna-se evidente. As terapias tradicionais carecem frequentemente de testes e validações rigorosos que caracterizam as práticas baseadas em provas. Na medicina dentária baseada em provas, a ênfase é colocada em intervenções que foram cientificamente validadas através de investigação sistemática, assegurando uma maior probabilidade de resultados bem sucedidos. As terapias tradicionais, embora ainda valorizadas pelo seu significado histórico e cultural, estão cada vez mais a ser sujeitas ao mesmo nível de escrutínio para determinar a sua eficácia.

## PRINCÍPIOS DA MEDICINA DENTÁRIA BASEADA EM PROVAS [84]

A medicina dentária baseada em provas (EBD) é uma abordagem aos cuidados dentários que integra as melhores provas científicas disponíveis com os conhecimentos clínicos do dentista e as preferências e valores do paciente. Este método enfatiza a utilização de investigação de alta qualidade para informar as decisões clínicas, assegurando que os tratamentos e intervenções são eficazes e adaptados às necessidades individuais do paciente. A prática da EBD surgiu em resposta à necessidade crescente de a medicina dentária evoluir com os avanços da investigação científica, fornecendo uma estrutura para os médicos aplicarem provas rigorosas e actualizadas na sua prática.

A base da EBD assenta em três componentes fundamentais:

1. Melhores Evidências Disponíveis: A EBD dá prioridade à utilização da investigação mais atual e relevante para orientar as decisões clínicas. Isto inclui dados de revisões sistemáticas, ensaios controlados aleatórios, estudos de coortes e relatórios de casos. A hierarquia das evidências garante que as decisões de tratamento são baseadas nos dados mais fiáveis e válidos disponíveis.

2. Experiência clínica: Embora as provas sejam cruciais, a experiência e os conhecimentos do médico continuam a ser essenciais para o processo de tomada de decisões. A competência, o discernimento e a experiência de um dentista permitem a interpretação dos resultados da investigação no contexto dos cuidados individuais do doente. Estes conhecimentos ajudam a colmatar a lacuna entre as provas clínicas e a sua aplicação na prática quotidiana.

3. Preferências e valores do paciente: A EBD reconhece a importância dos cuidados centrados no doente, em que as preferências, os valores e as expectativas do doente são considerados a par da evidência clínica. Esta componente assegura que os planos de tratamento não só são cientificamente sólidos, como também estão alinhados com o que é mais importante para o doente, aumentando a sua satisfação e adesão.

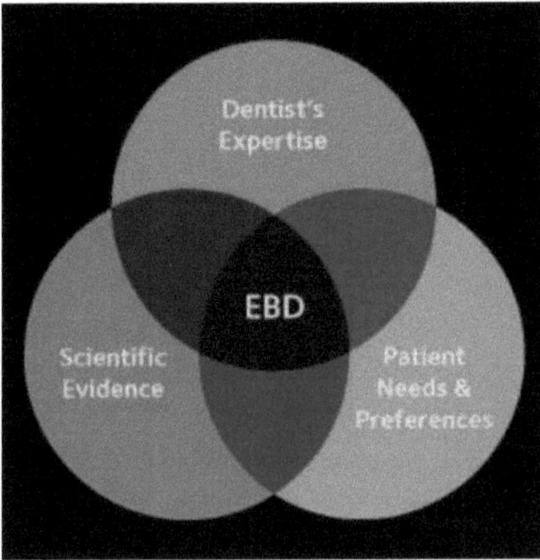


**Figura 1:** A tríade da EBD.

## PROCESSO DE APLICAÇÃO DA DIRECTIVA EBD [85]

A implementação da EBD na prática clínica envolve várias etapas:

1. Formulação de uma pergunta clínica: O primeiro passo na EBD é identificar uma questão clínica específica, muitas vezes estruturada utilizando o formato PICO (Paciente, Intervenção, Comparação, Resultado). Isto ajuda a restringir o foco e a orientar a pesquisa de provas relevantes.

2. Pesquisa de evidências: Uma vez estabelecida a questão clínica, o passo seguinte é efetuar uma pesquisa sistemática de investigação relevante. Isto

implica identificar e aceder a bases de dados como a PubMed, a Biblioteca Cochrane e outras fontes reputadas de literatura dentária.

3. Avaliar as provas: Nem todas as evidências são criadas da mesma forma. A apreciação crítica envolve a avaliação da qualidade, validade e aplicabilidade da investigação. Os dentistas devem avaliar se o desenho do estudo é apropriado, se os resultados são estatisticamente significativos e se os resultados são relevantes para a sua prática clínica.

4. Aplicar a evidência: A avaliação das provas deve ser integrada com os conhecimentos clínicos do dentista e as preferências do doente para tomar uma decisão informada. Este passo envolve frequentemente a discussão dos resultados com o paciente e a explicação dos potenciais benefícios e riscos das diferentes opções de tratamento.

5. Avaliação dos resultados: A última etapa do processo da EBD consiste em monitorizar e avaliar os resultados do tratamento. Isto assegura que a intervenção está a alcançar o efeito desejado e permite fazer ajustamentos, se necessário. A avaliação contínua ajuda a aperfeiçoar a prática clínica e contribui para o conjunto de provas para decisões futuras.

## DESAFIOS E BENEFÍCIOS DA EBD

Embora a EBD ofereça inúmeros benefícios, como a melhoria dos resultados do tratamento e a garantia de cuidados centrados no doente, também apresenta alguns desafios. Estes incluem o tempo e os recursos necessários para procurar e avaliar as evidências, a variabilidade na disponibilidade e qualidade da investigação e a necessidade de educação e formação contínuas para os clínicos.

Apesar destes desafios, os benefícios da EBD são significativos. Promove um padrão mais elevado de cuidados, fomenta uma cultura de aprendizagem ao longo da vida entre os profissionais de medicina dentária e aumenta a confiança e a satisfação dos doentes, envolvendo-os na tomada de decisões. À medida que o campo da medicina dentária continua a evoluir, a EBD desempenhará um papel crucial na orientação da prática clínica e na melhoria dos resultados globais da saúde oral.

A mudança para uma medicina dentária baseada em provas representa um avanço significativo no campo dos cuidados de saúde. Ao basearem-se em revisões sistemáticas, dados de estudos em humanos e outras provas de elevada qualidade, os médicos podem tomar decisões mais informadas que conduzem a melhores resultados para os doentes. Embora as terapias tradicionais continuem a desempenhar um papel nas práticas de saúde globais, o futuro da medicina dentária está cada vez mais centrado em tratamentos cientificamente validados, garantindo que os pacientes recebem cuidados eficazes e baseados nas melhores provas disponíveis.

Este livro abordou esta lacuna e analisou os estudos sobre sistemas de administração de fármacos periodontais baseados em nanopartículas na investigação clínica em estudos baseados em evidências que envolveram ensaios in vivo em seres humanos, para oferecer uma visão sobre a sua potencial utilidade clínica, desafios e vias para mais investigação e desenvolvimento. Os conhecimentos obtidos com estes estudos abrirão caminho para o desenvolvimento de estratégias de tratamento mais eficazes e personalizadas em periodontia e não só. O objetivo secundário foi observar a alteração dos parâmetros clínicos e microbiológicos.

# 2. METODOLOGIA

Apenas os relatórios em língua inglesa foram incluídos na pesquisa bibliográfica. Foram incluídos nesta revisão ensaios clínicos aleatórios que avaliaram a eficácia de sistemas de administração local de fármacos baseados em nanopartículas como adjuvantes do tratamento periodontal não cirúrgico em pacientes com doença periodontal. Foram excluídos estudos in-vitro, estudos em animais e revisões narrativas.

Foram pesquisadas as seguintes bases de dados electrónicas: PubMed, Medline e Web of Science, utilizando uma combinação de termos de pesquisa de texto livre e operadores booleanos (AND/OR). Os termos de pesquisa incluídos foram nanopartículas, nanotecnologia, "administração local de fármacos", "sistema de administração de fármacos", periodontite e "doença periodontal". Durante as pesquisas nas bases de dados acima descritas, foram identificados 895 estudos. As diretrizes PRISMA-SCR foram seguidas para a seleção do estudo (figura 1). Da literatura encontrada acima, 184 eram duplicados e foram excluídos. Da leitura dos títulos e resumos, 620 artigos foram excluídos por serem irrelevantes para esta revisão. Depois de os restantes 91 registos terem sido cuidadosamente analisados, 82 foram removidos por não cumprirem os critérios de elegibilidade, deixando 9 estudos para serem incluídos na revisão.

Dois investigadores experientes são selecionados para realizar, de forma independente, pesquisas bibliográficas com base em critérios de inclusão e exclusão predefinidos. Cada observador efectuou uma pesquisa exaustiva da literatura utilizando termos de pesquisa pré-determinados e bases de dados relevantes para a questão da investigação. Depois de concluída a pesquisa, os observadores compilaram as suas conclusões e compararam os artigos recuperados. Quaisquer discrepâncias nos artigos incluídos foram resolvidas através de discussão com o terceiro autor. A decisão do terceiro autor foi considerada final. A análise e a tabulação dos dados foram efectuadas.

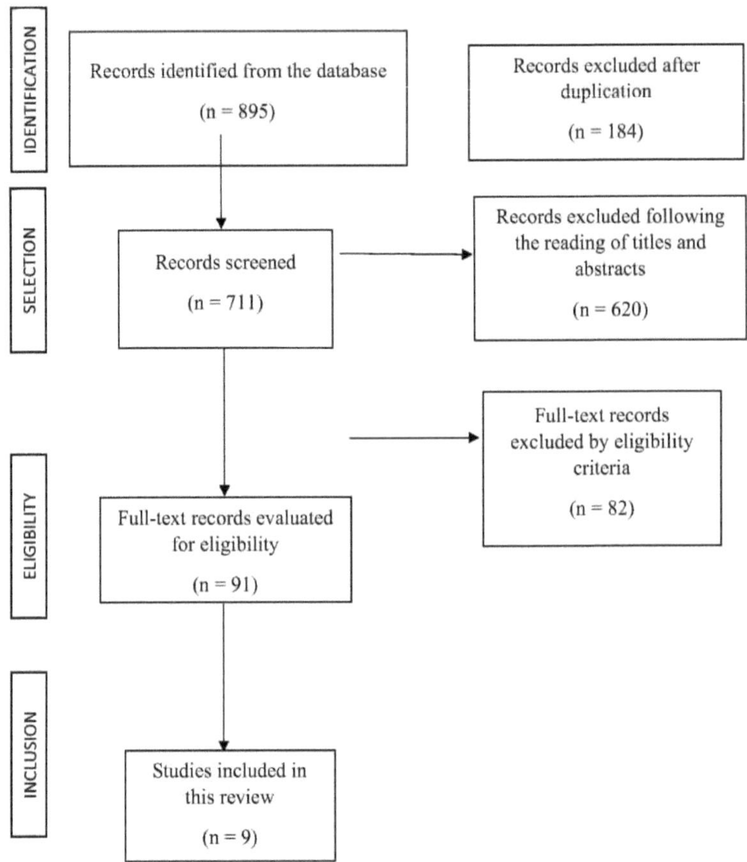



FIGURA 1: Fluxograma para a seleção de artigos de acordo com a lista de verificação PRISMA-SCR

# 3.TABELA DE ARTIGOS EXCLUÍDOS

Tabela 1: Detalhes dos artigos excluídos

| SNO. | AUTHOR NAME & YEAR | TITLE | JOURNAL NAME | REASON FOR EXCLUSION |
|---|---|---|---|---|
| 1. | Dung TH *et al.*2007[10] | Chitosan-TPP nanoparticle as a release system of antisense oligonucleotide in the oral environment. | Jounal of Nanoscience Nanotechnology. | No periodontitis patient involved |
| 2. | Chen *FM et al.*2009[11] | Composite glycidyl methacrylated dextran (Dex-GMA)/gelatin nanoparticles for localized protein delivery. | Acta Pharmacologica Sinica. | In vitro study |
| 3. | Botelho MA *et al.*2010[12] | Nanotechnology in ligature-induced periodontitis: protective effect of a doxycycline gel with nanoparticules. | Journal Applied Oral Sciences. | Animal study |
| 4. | Javed S *et al.*2010[13] | Local delivery of minocycline hydrochloride: a therapeutic paradigm in periodontal diseases. | Current Drug Delivery. | Review |
| 5. | Saboktakin MR *et al.*2011[14] | Development and in vitro evaluation of thiolated chitosan--Poly(methacrylic | International Journal Biology Macromolecules. | No nanoparticles used |

| | | acid) nanoparticles as a local mucoadhesive delivery system. | | |
|---|---|---|---|---|
| 6. | Chakraborti M et al.2011[15] | Drug intercalation in layered double hydroxide clay: application in the development of a nanocomposite film for guided tissue regeneration. | International Journal Pharmaceutics. | In vitro study |
| 7. | Di Turi G et al.2012[16] | Sub-micrometric liposomes as drug delivery systems in the treatment of periodontitis. | International Journal Immunopathology Pharmacolgy. | In vitro study |
| 8. | Moura LA et al. 2012[17] | Treatment of peri-implantitis using nonsurgical debridement with bioresorbable nanospheres for controlled release of doxycycline: case report. | Compendium of Continuing Education in Dentistry. | Case report |
| 9. | Goyal G et al.2014[18] | Current nanotechnological strategies for an effective delivery of drugs in treatment of periodontal disease. | Critical Review Therapeutic Drug Carrier Systems. | Review |

| 10. | Madhumathi K et al.2014[19] | Regenerative potential and anti-bacterial activity of tetracycline loaded apatitic nanocarriers for the treatment of periodontitis. | Biomedicine Material. | In vitro study |
| 11. | Yao W et al. 2014[20] | Local delivery of minocycline-loaded PEG-PLA nanoparticles for the enhanced treatment of periodontitis in dogs. | International Journal Nanomedicine. | Animal study |
| 12. | Jain AK et al.2014[21] | Adapalene loaded solid lipid nanoparticles gel: an effective approach for acne treatment. | Colloids Surfaces B Biointerfaces. | Not in periodontitis |
| 13. | Backlund CJ et al.2014[22] | Antibacterial efficacy of exogenous nitric oxide on periodontal pathogens. | Journal Dental Research. | No nanoparticles used |
| 14. | Yadav SK et al.2015[23] | Advances in patents related to intrapocket technology for the management of periodontitis. | Recent Patents on Drug Delivery Formula. | Review |
| 15. | Nguyen S et al.2015[24] | Advanced drug delivery systems for local treatment of the oral cavity. | Therapeutic Delivery. | Review |
| 16. | Zupancic S et al.2015[25] | Contribution of Nanotechnology to Improved Treatment | Current Pharmaceutical Design. | Review |

| | | of Periodontal Disease. | | |
|---|---|---|---|---|
| 17. | Narang RS *et al.*2015[26] | Nanomedicines for dental applications-scope and future perspective. | Intternational Journal Pharmaceutical Investigations. | Review |
| 18. | Jain A *et al.* 2015[27] | Galactose engineered solid lipid nanoparticles for targeted delivery of doxorubicin. | Colloids Surfaces B Biointerfaces. | In vitro study |
| 19. | Yao W *et al.*2015[28] | RGD functionalised polymeric nanoparticles targeting periodontitis epithelial cells for the enhanced treatment of periodontitis in dogs. | Journal Colloid Interface Sciences. | Animal study |
| 20. | Joshi D *et al.* 2016[29] | Advanced drug delivery approaches against periodontitis. | Drug Delivery. | Review |
| 21. | Pramod K *et al.*2016[30] | Eugenol nanocapsule for enhanced therapeutic activity against periodontal infections. | Journal Drug Target. | Animal study |
| 22. | Lee BS *et al.* 2016[31] | Controlled-release of tetracycline and lovastatin by | International Journal Nanomedicine. | Animal study |

| | | poly(D,L-lactide-co-glycolide acid)-chitosan nanoparticles enhances periodontal regeneration in dogs. | | |
|---|---|---|---|---|
| 23. | Lim HC *et al.*2016[32] | Delivery of dexamethasone from bioactive nanofiber matrices stimulates odontogenesis of human dental pulp cells through integrin/BMP/mTOR signalling pathways. | International Journal Nanomedicine | In vitro study |
| 24. | Chen *X et al.*2016[33] | Advanced biomaterials and their potential applications in the treatment of periodontal disease. | Critical Review Biotechnology. | Review |
| 25. | Srivastava M *et al.* 2016[34] | Nanoemulgel (NEG) of Ketoprofen with eugenol as oil phase for the treatment of ligature-induced experimental periodontitis in Wistar rats. | Drug Delivery. | Animal study |
| 26. | Garg NK *et al.*2016[35] | Effective transdermal delivery of methotrexate through | Colloids Surfaces B Biointerfaces. | Animal study |

| | | nanostructured lipid carriers in an experimentally induced arthritis model. | | |
|---|---|---|---|---|
| 27. | Paula AJ *et al.* 2017[36] | Nanosized Building Blocks for Customizing Novel Antibiofilm Approaches. | Journal Dental Research. | Review |
| 28. | Zhang Y *et al.*2017[37] | Efficient induction of antimicrobial activity with vancomycin nanoparticle-loaded poly(trimethylene carbonate) localized drug delivery system. | International Journal Nanomedicine. | Animal study |
| 29. | Kalia P *et al.* 2017[38] | Peptide-modified nanoparticles inhibit formation of Porphyromonas gingivalis biofilms with Streptococcus gordonii. | Interntaional Journal Nanomedicine. | In vitro study |
| 30. | Noronha VT *et al.*2017[39] | Silver nanoparticles in dentistry. | Dental Materials. | Review |
| 31. | Schwinté P *et al.* 2017[40] | Anti-inflammatory effect of active nanofibrous polymeric membrane bearing | Nanomedicine (Lond). | In vitro study |

| | | | | |
|---|---|---|---|---|
| | | nanocontainers of atorvastatin complexes. | | |
| 32. | Zinger A *et al*.2018[41] | Proteolytic Nanoparticles Replace a Surgical Blade by Controllably Remodeling the Oral Connective Tissue. | ACS Nano. | In vitro study |
| 33. | Mahmoud MY *et al.* 2018[42] | BAR-encapsulated nanoparticles for the inhibition and disruption of Porphyromonas gingivalis-Streptococcus gordonii biofilms. | Journal Nanobiotechnology. | In vitro study |
| 34. | Madhumathi K *et al.* 2018[43] | Antibacterial, anti-inflammatory, and bone-regenerative dual-drug-loaded calcium phosphate nanocarriers-in vitro and in vivo studies. | Drug Delivery Translational Research. | Animal study |
| 35. | de Alcântara Sica *et al*.2018[44] | Thermal Magnetic Field Activated Propolis Release From Liquid Crystalline System Based on Magnetic Nanoparticles. | AAPS PharmSciTech. | In vitro study |
| 36. | Ahmadian E *et al.* 2018[45] | Local treatment of the dental caries using nanomaterials. | Biomedicine Pharmacotherapy. | Review |

| 37. | Sah AK *et al.*2019[46] | Potential of chitosan-based carrier for periodontal drug delivery. | Colloids Surfaces B Biointerfaces. | Review |
|---|---|---|---|---|
| 38. | H R R *et al.*2019[47] | Local drug delivery systems in the management of periodontitis: A scientific review. | Journal Control Release | Review |
| 39. | Qian Y *et al.*2019[48] | Triple PLGA/PCL Scaffold Modification Including Silver Impregnation, Collagen Coating, and Electrospinning Significantly Improve Biocompatibility, Antimicrobial, and Osteogenic Properties for Orofacial Tissue Regeneration. | ACS Applied Material Interfaces. | In vitro study |
| 40. | Aminu N *et al.* 2019[49] | A dual-action chitosan-based nanogel system of triclosan and flurbiprofen for localised treatment of periodontitis. | International Journal Pharmaceutics. | In vitro study |
| 41. | Cafferata EA *et al.* 2019[50] | Multifunctional nanocarriers for the treatment of | Oral Diseases. | Review |

| | | periodontitis: Immunomodulatory, antimicrobial, and regenerative strategies. | | |
|---|---|---|---|---|
| 42. | Wijetunge SS *et al.* 2020[51] | Wheat germ agglutinin liposomes with surface grafted cyclodextrins as bioadhesive dual-drug delivery nanocarriers to treat oral cells. | Colloids Surfaces B Biointerfaces. | In vitro study |
| 43. | Beg S *et al.* 2020[52] | Stimuli Responsive In Situ Gelling Systems Loaded with PLGA Nanoparticles of Moxifloxacin Hydrochloride for Effective Treatment of Periodontitis. | American association of pharmaceutical scientists | In vitro study |
| 44. | Wang J *et al.* 2020[53] | Self-Propelled PLGA Micromotor with Chemotactic Response to Inflammation. | Advanced Healthcare Material. | In vitro study |
| 45. | Zięba M *et al.* 2020[54] | Polymeric Carriers for Delivery Systems in the Treatment of Chronic Periodontal Disease. | Polymers (Basel). | Review |
| 46. | Zidar A *et al.* 2021[55] | Treatment challenges and delivery | Expert Opinion Drug Delivery. | Review |

| | | systems in immunomodulation and probiotic therapies for periodontitis. | | |
|---|---|---|---|---|
| 47. | Lal A *et al.*2021[56] | Nano Drug Delivery Platforms for Dental Application: Infection Control and TMJ Management-A Review. | Polymers (Basel). | Review |
| 48. | Hosseinpour-Moghadam R *et al.* 2021[57] | Applications of Novel and Nanostructured Drug Delivery Systems for the Treatment of Oral Cavity Diseases. | Clinical Therapeutics. | Review |
| 49. | Ho HN *et al.* 2022[58] | Formulation and characterization of hydroxyethyl cellulose-based gel containing metronidazole-loaded solid lipid nanoparticles for buccal mucosal drug delivery. | International Journal Biology Macromolecules. | In vitro study |
| 50. | Dhingra K *et al.* 2022[59] | Mucoadhesive silver nanoparticle-based local drug delivery system for peri-implantitis management in COVID-19 era. Part | Journal Oral Biology Craniofacial Research. | In vitro study |

| | | 1: antimicrobial and safety in-vitro</i> analysis. | | |
|---|---|---|---|---|
| 51. | Pouroutzidou GK *et al.* 2022[60] | Electrospun PLGA Membranes with Incorporated Moxifloxacin-Loaded Silica-Based Mesoporous Nanocarriers for Periodontal Regeneration. | Nanomaterials (Basel). | In vitro study |
| 52. | Zhang Y *et al.* 2022[61] | Drug delivery systems for oral disease applications. | Journal Application Oral Science. | Review |
| 53. | Li Z, *et al.*2022[62] | Hydrogel Transformed from Nanoparticles for Prevention of Tissue Injury and Treatment of Inflammatory Diseases. | Advanced Materials. | In vitro study |
| 54. | Costa JV *et al.*2022[63] | Should local drug delivery systems be used in dentistry? | Drug Delivery Translational Research. | Review |
| 55. | Lari S *et al.* 2022[64] | Local delivery of a CXCR3 antagonist decreases the progression of bone resorption induced by LPS injection in a murine model. | Clinical Oral Investigations. | Animal study |
| 56. | Petrescu N *et al.*2022[65] | Gradual Drug Release Membranes | Membranes. (Basel). | Review |

| | | and Films Used for the Treatment of Periodontal Disease. | | |
|---|---|---|---|---|
| 57. | Ma S *et al.* 2022[66] | An injectable multifunctional thermo-sensitive chitosan-based hydrogel for periodontitis therapy. | Biomaterial Advances. | In vitro study |
| 58. | Basudan AM *et al.* 2022[67] | Nanoparticle based periodontal drug delivery - A review on current trends and future perspectives. | Saudi Dental Journal. | Review |
| 59. | Constantin M *et al.*2022[68] | PVA/Chitosan Thin Films Containing Silver Nanoparticles and Ibuprofen for the Treatment of Periodontal Disease. | Polymers (Basel). | In vitro study |
| 60. | Wang F *et al.* 2023[69] | Quality by design driven development and evaluation of thermosensitive hydrogel loaded with IgY and LL37-SLNs to combat experimental periodontitis. | European Journal Pharmaceutical Science. | Animal study |
| 61. | Budală DG *et al.* 2023[70] | Are Local Drug Delivery Systems a Challenge in Clinical | Journal Clinical Medicine. | Review |

| | | Periodontology? | | |
|---|---|---|---|---|
| 62. | Hu S *et al.* 2023[71] | Catechol-Modified and MnO2 Nanozyme-Reinforced Hydrogel with Improved Antioxidant and Antibacterial Capacity for Periodontitis Treatment. | ACS Biomaterial Science Engineering. | In vitro study |
| 63. | Harris J *et al.* 2023[72] | The Development and Evaluation of Melatonin-Loaded, Calcium Oxide Nanoparticle-Based Neem and Clove Extract: An In Vitro Study. | Cureus. | In vitro study |
| 64. | Ma YF *et al.* 2023[73] | Periodontal Guided Tissue Regeneration Membranes: Limitations and Possible Solutions for the Bottleneck Analysis. | Tissue Engineering Part B Review. | In vitro study |
| 65. | Zhou Y*et al.* 2023[74] | Collagenase-responsive hydrogel Loaded with GSK2606414 Nanoparticles for Periodontitis Treatment through Inhibiting Inflammation-Induced Expression | Pharmaceutics. | In vitro study |

| | | of PERK of Periodontal Ligament Stem Cells. | | |
|---|---|---|---|---|
| 66. | Anand V *et al.* 2023[75] | Encapsulation of Lidocaine nanoparticles in Gadus morhua-derived lipoic acid. | Journal Oral Biology Craniofacial Research. | In vitro study |
| 67. | Srinivasan Y *et al.* 2024[76] | Green Synthesis of Bacopa monnieri-Mediated Magnesium Oxide Nanoparticles and Analysis of Their Antimicrobial, Antioxidant, and Cytotoxic Properties. | Cureus. | In vitro study |
| 68. | Sun X *et al.* 2024[77] | Self-Assembled STING-Activating Coordination Nanoparticles for Cancer Immunotherapy and Vaccine Applications. | ACS Nano. | Review |
| 69. | Cocoş DI *et al.* 2024[78] | Challenges in Optimizing Nanoplatforms Used for Local and Systemic Delivery in the Oral Cavity. | Pharmaceutics. | In vitro study |

| 70. | Seoane-Viaño I *et al.* 2024[79] | The Integration of Advanced Drug Delivery Systems into Conventional Adjuvant Therapies for Peri-Implantitis Treatment. | Pharmaceutics. | Review |
| 71. | Wang X *et al.* 2024[80] | A Novel Lipopeptide-Functionalized Metal-Organic Framework for Periodontitis Therapy through the Htra1/FAK/YAP Pathway. | Biomaterial Research. | In vitro study |

# 4. RESULTADOS

Quadro 2: Conteúdo dos nove artigos

| AUTHOR (YEAR) | STUDY DESIGN | NATURE OF NANOPARTICLE USED | DRUG DELIVERED | TARGET | OUTCOMES | CONCLUSIONS |
|---|---|---|---|---|---|---|
| V.Sneha, 2014 | A Clinical study | Nano-Bio Fusion (NBF) Gingival Gel | Propolis, Vitamin C and Vitamin E | Stage II and stage III gingivitis subjects | Indexes recorded 1. Gingival index, 2. Papillary bleeding index. | Nanoemulsion significantly reduced inflammation. |
| Koel Debnath,2016 | A Clinico-Microbiological Study | Nano-Bio Fusion (NBF) gingival gel | Propolis, Vitamin C and Vitamin E | Six chronic periodontitis patients comprising 76 sites | -Indexes recorded 1. Plaque index, 2. Gingival index, 3. Sulcus bleeding index(SBI). -Clinical Parameters 1. Probing Pocket Depth, 2. Clinical attachment level (CAL). | NBF gel has improved the clinical parameters of the patients. |

| | | | | | - <br>Supragingival microbial plaque analysis was done. | |
|---|---|---|---|---|---|---|
| Marwa Madi, 2018 | A Clinical Study | Nano-structured Doxycycline gel (nDOX) | Doxycycline (DOX) | 45 patients suffering from moderate chronic periodontitis | - Indexes recorded 1. Plaque Index 2. Gingival Index -Clinical Parameters 1. Probing Pocket Depth, 2. Clinical attachment level (CAL). The concentration of IL-6 and TNF-α markers in the GCF samples was determined. | It is safe and improves both clinical parameters and inflammatory markers(3 months). |

| Giovana Lecio, 2019 | A parallel, double-blind, randomized, placebo-controlled clinical trial immune and microbiological trial | PLGA nanospheres | 20% Doxycycline-loaded PLGA nano-spheres | Chronic periodontitis in 40 individuals with type-2 diabetes mellitus | - Clinical Parameters 1. Probing Pocket Depth, 2. Clinical attachment level (CAL), 3. Bleeding on probing, 4. Gingival margin position (GMP). - Levels of the cytokines were determined in GCF. - Periodontal pathogen quantification was analysed. | Reduce pockets and bleeding on probing in chronic periodontitis individuals with type-2 DM. |
|---|---|---|---|---|---|---|
| Cindy Grace Pérez-Pacheco, | Randomized, placebo-controll | PLGA/PLA nanoparticles | Curcumin loaded nanoparticles | Patients with generalized periodon | - Clinical Parameters 1. Probing pocket | The nano-encapsulated curcumin had no significant |

| 2020 | ed, double-blind split-mouth clinical trial | | | titis with stage III and Grade A | depth (PPD), 2. Clinical attachment level (CAL), 3.Gingival recession (GR), 4. Bleeding on probing (BOP). - <u>Indexes recorded</u> 1. Plaque Index 2. Gingival Bleeding Index - <u>Inflammatory cytokines</u> 1.IL-6 2. TNF-α - <u>Bacterial counts in colour-coded complexes</u>. | additional benefits. |
| Sanjeela Rakshit | A pilot randomized | Nanocarrier-Pluronic F127 | 2% Curcumin powder | Patients with localized | - <u>Clinical Parameters</u> | There was an improvemen |

| h Guru, 2020 | controll ed clinical trial | | | or generaliz ed mild-to-moderate chronic periodon titis | 1. Probing pocket depth (PPD), 2. Clinical attachmen t level (CAL). - Microbiol ogical analysis - Indexes recorded 1. Plaque Index 2. Gingival Index. | t and reduction in all clinical parameters and microbiologi cal parameters. |
| Pooja Kadam, 2020 | A clinico-microbi ological study | Hydroxyprop yl methylcellulo se (HPMC) powder & Silver nanoparticles | 5% Tetracycli ne gel | Subjects with chronic periodon titis | - Clinical Parameter s 1. Probing pocket depth (PPD), 2. Clinical attachmen t level (CAL). - Microbiol ogical analysis - Indexes recorded | CFU showed a statistically significant reduction due to the antimicrobia l activity of silver nanoparticle s. |

| Shivam Kesarwani,2022 | A split-mouth randomized clinical trial. | Ganglioside polymeric nanoparticles (G-PNP). | 0.25% satranidazole gel. | Subjects with localized /generalized mild-to-moderate chronic periodontitis. | - <u>Clinical Parameters</u><br>1. Probing pocket depth (PPD),<br>2. Clinical attachment level (CAL),<br>3. Bleeding on probing (BOP).<br>- <u>Indexes recorded</u><br>1. Plaque Index<br>2. Gingival Index<br>- <u>Subgingival plaque samples</u> were collected | Satranidazole gel consistently produced better results compared to metronidazole gel. |
| Sushree Ambika | The study was a | Nanoparticle solution | Propolis | Patients diagnosed with | - <u>Clinical Parameters</u> | Propolis nanoparticles with SRP |

| Sahu, 2023 | prospective, double-blind, randomized clinical trial of parallel design | | | periodontitis | 1. Probing pocket depth (PPD), 2. Relative attachment level (RAL), 3. Bleeding on probing (BOP). - Indexes recorded 1.Plaque Index 2.Gingival Index | resulted in significant reductions in GI, BOP, PPD, and RAL compared with the control sites. |
| --- | --- | --- | --- | --- | --- | --- |

# 5. DESCRIÇÃO DOS ESTUDOS INDIVIDUAIS

## 5.1  V. SNEHA EM 2014

O estudo conduzido por V. Sneha em 2014 centrou-se na avaliação da eficácia do gel gengival Nano-Bio Fusion (NBF), que contém própolis, vitamina C e vitamina E. Os critérios de inclusão para este estudo incluíram indivíduos com idades compreendidas entre os 20 e os 55 anos que visitaram o departamento de periodontologia, o Oxford Dental College, Bangalore, Karnataka e tinham um mínimo de 20 dentes com gengivite em fase II e fase III, tendo sido fornecida uma pontuação gengival por Loe e Silness em 1964. Quinze indivíduos foram distribuídos por 45 quadrantes, cumprindo os critérios mencionados anteriormente. O estudo avaliou dois índices importantes: o Índice Gengival de Loe e Silness em 1964 e o Índice de Sangramento Papilar de Muhlemann em 1977.

1. Índice gengival (IG): Este índice mede a gravidade da inflamação gengival e baseia-se na inspeção visual da gengiva à volta dos dentes. Pontuações mais baixas indicam condições gengivais mais saudáveis.

2. Índice de Hemorragia Papilar (PBI): Este índice avalia a tendência de hemorragia dos tecidos gengivais, particularmente nas margens gengivais. Pontuações mais baixas indicam uma hemorragia reduzida e uma melhor saúde gengival.

Após o exame inicial, os quadrantes foram distribuídos aleatoriamente por três grupos, cada um com 45 quadrantes:

1. Grupo I: Recebeu apenas a raspagem.

2. Grupo II[ND] : Foram submetidos a uma destartarização seguida de instilação gengival de gel NBF.

3. Grupo III[RD] : Recebeu a instilação gengival do gel de NBF sozinho.

O gel NBF foi administrado na gengiva com uma cânula romba, tendo o quadrante específico sido previamente isolado com rolos de algodão. Após a aplicação, os indivíduos foram instruídos a não enxaguar durante os 30 minutos seguintes. Além disso, todos os sujeitos foram aconselhados a manter práticas corretas de higiene oral. Foram efectuadas avaliações para todos os indivíduos no início e após um mês de tratamento.

Os resultados do estudo indicaram que o Gel Gengival Nano-Bio Fusion, quando utilizado em conjunto com a destartarização e o alisamento radicular (SRP), reduziu significativamente a inflamação em comparação com o SRP isolado. Eis as conclusões específicas:

Ao comparar as pontuações do Índice Gengival (IG), observou-se que a diferença média entre as pontuações pré-operatórias e as pontuações após a aplicação do gel isoladamente foi menor (0,083). Em contrapartida, a diferença média entre os escores pré-operatórios e os escores após a raspagem isolada foi maior (0,331). O grupo que foi submetido a destartarização seguida de instilação gengival do gel apresentou a diferença máxima nas pontuações médias do IG (0,545), indicando a melhoria mais significativa na saúde gengival entre os grupos estudados.

Ao correlacionar com o Índice Gengival (IG), as pontuações do Índice de Sangramento Papilar (IBP) demonstraram que a diferença média entre as pontuações pré-operatórias e pós-aplicação foi menor com o gel isolado (0,200). Em comparação, a diferença média foi maior com a raspagem isolada (0,449). O grupo que recebeu raspagem seguida de instilação gengival do gel exibiu a diferença máxima nas pontuações médias do PBI (0,638), indicando a redução mais significativa na tendência de sangramento e melhoria na saúde gengival entre os grupos estudados.

Estas pontuações sugerem que a combinação do SRP e do Gel Gengival Nano-Bio Fusion levou a melhorias tanto na inflamação gengival (conforme indicado pelo Índice Gengival) como na tendência para a hemorragia (conforme indicado pelo Índice de Hemorragia Papilar), demonstrando a eficácia do gel na redução da inflamação e na promoção da saúde gengival em doentes com gengivite de fase II e fase III.

Com base nos resultados deste estudo, pode inferir-se que a combinação de própolis, vitamina C e vitamina E contribui positivamente para travar o avanço da doença, com a nano tecnologia a reforçar este efeito. Embora o gel de NBF demonstre propriedades anti-inflamatórias, a descamação continua a ser o padrão de tratamento estabelecido. No entanto, o gel NBF pode servir como um tratamento complementar para melhorar a saúde gengival de um indivíduo.

Uma limitação deste estudo é o tamanho da amostra, o que justifica mais investigação com um maior número de participantes para obter uma compreensão mais abrangente da eficácia do gel de NBF na proteção gengival e no tratamento de doenças gengivais.

## 5.2 KOEL DEBNATH'S 2016

O estudo de Koel Debnath de 2016 teve como objetivo avaliar a eficácia clínica e microbiológica de um gel de NBF administrado localmente quando utilizado juntamente com a destartarização e o alisamento radicular (SRP) para o tratamento da periodontite. O ensaio clínico de controlo aleatório foi realizado no Departamento de Periodontologia do Oxford Dental College em Bengaluru, Karnataka. Seis pacientes com periodontite crónica, totalizando 76 locais, foram incluídos no estudo. Os critérios de inclusão abrangeram indivíduos sistemicamente saudáveis com idades compreendidas entre os 30 e os 60 anos, com pelo menos vinte dentes e profundidades de sondagem de 5 a 7 mm indicativas de periodontite crónica localizada ou generalizada.

Os doentes foram distribuídos aleatoriamente em dois grupos, de acordo com os critérios especificados, utilizando um software de aleatorização.

1.  Grupo A: Recebeu apenas SRP.

2.  Grupo B: Foi submetido a SRP seguido da aplicação de gel NBF nas bolsas periodontais.

O estudo registou vários índices e parâmetros clínicos para avaliar os efeitos do gel de NBF nos doentes;

Índices registados:

1.  Índice de placa

2.  Índice gengival

3.  Índice de hemorragia sulcular (SBI)

Parâmetros clínicos:

1.  Profundidade da cavidade de sondagem

2.  Nível de ligação clínica (CAL)

Foi também efectuada uma análise microbiana supragengival.

A comparação do Índice de Placa (IP) médio revelou uma significância estatística na marca das 6 semanas (P = 0,002) em comparação com a linha de base. No entanto, não foi observada qualquer variação estatisticamente significativa no intervalo de 3 meses. As pontuações médias do Índice Gengival (IG) após a aplicação do gel de NBF isolado foram examinadas em intervalos diferentes. Foi observada uma significância estatística aos 6 meses (P = 0,031), mas não no intervalo de 3 meses (P = 0,822). Os valores médios do Índice de Hemorragia Sulcular (SBI) em várias fases. Foram observados valores estatisticamente significativos na marca das 6 semanas (P = 0,001) e no intervalo de 3 meses (P = 0,422). As medidas de profundidade de bolsa mostraram diferenças estatisticamente significativas no grupo de teste na marca de 6 semanas (P = 0,05) e no intervalo de 3 meses (P = 0,001). A média do Nível de Apego Clínico (CAL) na linha de base, 6 semanas e 3 meses. Foram observadas diferenças estatisticamente significativas em ambos os grupos às 6 semanas (P = 0,188) e aos 3 meses (P = 0,001). Uma redução estatisticamente significativa na média de Unidades Formadoras de Colónias (UFC) no intervalo de 6 semanas no grupo de teste em comparação com a linha de base (P = 0,001) em comparação com o grupo de controlo.

Estes resultados sugerem que o gel NBF contribuiu para a redução da acumulação de placa bacteriana, melhorou a saúde gengival, diminuiu a hemorragia e reduziu os níveis de placa microbiana na área supragengival após 6 semanas de utilização.

A presente investigação avaliou diferentes aspectos do tratamento da periodontite crónica com o gel de NBF. As pontuações do Índice de Placa (IP) observadas em diferentes momentos estão alinhadas com práticas de higiene oral diligentes, o que explica a ausência de diferenças significativas na análise intergrupos no intervalo de 3 meses. De forma notável, uma aplicação única de gel de NBF resultou em diferenças estatisticamente significativas no Índice Gengival (IG) e no Índice de Sangramento Sulcular (SBI) às 6 semanas, com distinções clinicamente significativas que persistiram aos 3 meses. Este resultado pode ser atribuído às propriedades contributivas e caraterísticas da própolis.

Este estudo destacou o impacto positivo da própolis combinada com as Vitaminas C e E, reforçada pela nanotecnologia, na interrupção da progressão da doença. Embora os resultados sublinhem as propriedades anti-inflamatórias, antibacterianas e antioxidantes do gel NBF, a destartarização e o alisamento radicular (SRP) continuam a ser o tratamento padrão de ouro estabelecido. O gel de NBF pode servir como uma abordagem suplementar para melhorar a saúde periodontal de um indivíduo. No entanto, é necessária investigação adicional com um grande número de amostras para uma avaliação mais abrangente da eficácia do gel de NBF na proteção do periodonto.

## 5.3  MARWA MADI'S 2018

O estudo de Marwa Madi de 2018 teve como objetivo avaliar e comparar o impacto anti-inflamatório de um gel periodontal de doxiciclina nanoestruturada (nDOX) recentemente desenvolvido com o gel de doxiciclina convencional (DOX). Esta avaliação foi realizada como adjuvante da destartarização e alisamento radicular (SRP) para o tratamento da periodontite crónica moderada, com foco na redução da profundidade da bolsa à sondagem.

Este estudo incluiu pacientes diagnosticados com periodontite crónica moderada da Faculdade de Medicina Dentária da Universidade de Alexandria, Egito. Um total de 45 pacientes de ambos os géneros foram incluídos com base nos seguintes critérios

- Faixa etária entre 20 e 45 anos

- Presença de profundidade de bolsa à sondagem (PPD) de 4 a 6 mm em pelo menos três dentes permanentes

Todos os pacientes incluídos no estudo foram submetidos a uma destartarização supra e subgengival abrangente, utilizando instrumentos manuais e ultra-sónicos em toda a boca. Foram instruídos e encorajados a manter práticas rigorosas de higiene oral pessoal. Após uma semana, que serviu como linha de base, foi efectuada uma destartarização e alisamento radicular (SRP) na bolsa periodontal mais profunda (medindo mais de 4 mm) em cada paciente. Subsequentemente, os pacientes foram distribuídos aleatoriamente por um de três grupos de tratamento:

- Grupo I: Recebeu gel periodontal de quitosano com Nano-DOX (nDOX) (n = 15)

- Grupo II: Recebeu gel periodontal convencional DOX (DOX) (n = 15)

- Grupo III: Recebeu gel periodontal de nano-quitosano com placebo (CH) (n = 15)

O estudo registou os seguintes índices e parâmetros clínicos:

- Índice de placas

- Índice gengival

- Profundidade da cavidade de sondagem

- Nível de vinculação clínica (CAL)

Além disso, foi avaliada a concentração dos marcadores IL-6 e TNF-α em amostras de fluido crevicular gengival (GCF). Os resultados indicam que o tratamento é seguro e conduz a melhorias tanto nos parâmetros clínicos como nos marcadores inflamatórios aos 3 meses:

- Índice de placa aos 3 meses: 0,55 ± 0,17 (comparado com 0,66 ± 0,11 a 1 mês)

- Índice gengival aos 3 meses: 3,40 ± 0,48 (igual a 3,40 ± 0,48 em 1 mês)

- Valores de IL-6 do GCF para nDOX aos 3 meses: 1.63 ± 0.33

- Valores GCF TNF-α para nDOX aos 3 meses: 1.20 ± 0.41.

O índice de placa (PI) demonstrou uma melhoria em todos os grupos, tanto a 1 como a 3 meses de seguimento. No entanto, não foram registadas diferenças significativas entre os grupos. Relativamente ao Índice Gengival (IG), não se registaram diferenças estatisticamente significativas entre todos os grupos na linha de base. No entanto, ao 1 mês e aos 3 meses, registaram-se diferenças significativas no IG médio entre o grupo I e os grupos II e III. Além disso, houve uma diferença significativa na redução percentual média da IG após 3 meses, com o grupo I e o grupo II a apresentarem uma maior redução em comparação com o grupo III. Estes dados confirmam que a profilaxia dentária melhorou efetivamente a saúde gengival ao longo do tempo, alterando os parâmetros periodontais medidos para um estado mais saudável.

Relativamente à Profundidade da Bolsa de Sondagem (PPD), houve uma redução estatisticamente significativa na PPD observada no grupo I em comparação com o grupo II e o grupo III após 1 e 3 meses. Relativamente ao

Clinical Attachment Level (CAL), não se registaram diferenças estatisticamente significativas entre todos os grupos na linha de base. No entanto, foi observado um ganho significativo no NAC no grupo I ao fim de 1 mês, em comparação com o grupo III. Além disso, aos 3 meses, registou-se uma diferença significativa entre os grupos I e II em comparação com o grupo III.

Na linha de base, não houve diferenças estatisticamente significativas nos valores de IL-6 do GCF entre os três grupos estudados. No entanto, foi observada uma diminuição estatisticamente significativa nos valores de IL-6 em todos os grupos após um mês. Essa diminuição foi significativa apenas no grupo I aos três meses, enquanto se tornou insignificante no grupo II e aumentou significativamente no grupo III. Em relação aos valores de TNF-α do FGC nos três grupos na linha de base, não houve diferenças estatisticamente significativas. No entanto, houve uma diminuição estatisticamente significativa nos valores de TNF-α em todos os grupos após um mês. Após três meses, esses valores aumentaram e voltaram a ser insignificantes em comparação com a linha de base nos grupos II e III. Em contraste, o grupo I ainda mostrou uma diferença significativa aos três meses em comparação com os grupos II e III, bem como em comparação com a linha de base.

Os resultados do estudo sugerem que a utilização de gel periodontal de nanodoxiciclina administrado subgengivalmente juntamente com a destartarização e o alisamento radicular (SRP) foi uma abordagem segura. Este tratamento combinado não só melhorou vários parâmetros clínicos, como também melhorou os marcadores inflamatórios ao longo de três meses.

Em primeiro lugar, o aspeto da segurança implica que a aplicação do gel de nano-doxiciclina não apresentou riscos significativos ou efeitos adversos para a saúde oral ou o bem-estar geral do paciente. Este aspeto é crucial nos tratamentos dentários, garantindo que a intervenção terapêutica não introduz complicações ou perigos adicionais. Em segundo lugar, a melhoria dos parâmetros clínicos indica alterações positivas em aspectos mensuráveis da saúde periodontal. Parâmetros como o Índice de Placa (IP), o Índice Gengival (IG), a Profundidade da Bolsa de Sondagem (PPD) e o Nível de Inserção Clínica (NIC) apresentaram provavelmente resultados favoráveis. As reduções na acumulação de placa, na inflamação gengival e na profundidade das bolsas são indicadores típicos de uma melhor saúde periodontal e da resposta ao tratamento.

## 5.4 GIOVANA LECIO 2019

Num estudo de 2019 de Giovana Lecio, foi realizado um ensaio clínico paralelo, duplamente cego, aleatório, controlado por placebo, utilizando nanoesferas de PLGA carregadas com 20% de doxiciclina em 40 indivíduos com periodontite crónica e diabetes mellitus tipo 2. Esta investigação teve como objetivo avaliar a eficácia clínica, imunológica e microbiológica da utilização de nanoesferas de PLGA com 20% de doxiciclina no tratamento da periodontite crónica em indivíduos com diabetes tipo 2.

Os critérios de inclusão do estudo consistiram em participantes diagnosticados com periodontite crónica, com bolsas periodontais e evidência radiográfica de perda óssea, e com idade igual ou superior a 35 anos. Era necessário que tivessem pelo menos oito dentes com profundidade de sondagem (PD) de 5 mm ou mais (sendo as bolsas moderadas definidas como 5 ou 6 mm e as bolsas profundas como 7 mm ou mais) que apresentassem hemorragia à sondagem (BoP). Para além disso, os participantes tinham de ter um mínimo de 15 dentes. Os participantes no estudo tinham sido diagnosticados com diabetes mellitus tipo 2 (DM-2) por um médico há pelo menos 5 anos.

Eis os principais resultados de todos os parâmetros dos doentes tratados com nanoesferas de PLGA carregadas com 20% de doxiciclina.

Parâmetros clínicos:

1. Profundidade da bolsa de sondagem: Reduzida de 3,5 ± 0,7 aos 3 meses para 3,3 ± 0,7 aos 6 meses.

2. Nível de apego clínico (CAL): Reduzido de 4,8 ± 1,2 aos 3 meses para 4,7 ± 1,5 aos 6 meses.

3. Hemorragia à Sondagem (BoP): O BoP no grupo da doxiciclina aos 6 meses foi de 20,0 ± 15,7.

4. Posição da margem gengival (PMG): A PMG no grupo da doxiciclina aos 3 meses foi de 1,3 ± 0,8.

O presente estudo mostrou melhorias estatisticamente significativas na profundidade de sondagem (PD), considerada uma variável secundária, aos 6 meses e exibiu uma maior proporção de locais com redução de PD e ganho de nível de inserção clínica (CAL) de 2 mm ou mais aos 3 meses favorecendo o grupo experimental (DOXY), não revelou uma distinção estatisticamente significativa entre os grupos no resultado primário (CAL) aos 6 meses. Os valores de CAL foram 1,5 ± 1,1 para o grupo experimental e 1,9 ± 0,8 para o grupo de controlo, com um nível de significância de $p < 0,05$.

Registou-se uma diminuição notável na profundidade de sondagem (PD) aos 3 meses (3,1 mm para o grupo da doxiciclina e 2,4 mm para o grupo do placebo, $p < 0,05$) e aos 6 meses (3,8 mm para o grupo PLGA + Doxiciclina e 3,1 mm para o grupo do placebo) especificamente em bolsas profundas. Além disso, quando comparado com estudos anteriores sobre a ingestão sistémica de doxiciclina, verificou-se uma tendência para uma redução mais substancial dos valores de DP.

Níveis de citocinas no fluido gengival crevicular (GCF):

- Valores de IFN-y para Doxiciclina em 1 mês: 2.3 ± 2.6

- Valores de IL-10 para Doxiciclina em 1 mês: 5.4 ± 12.2

- Valores de IL-17 para Doxiciclina em 1 mês: 1.9 ± 3.0

- Valores de IL-1b para Doxiciclina aos 6 meses: 46.5 ± 60.5

- Valores de IL-4 para Doxiciclina a 1 mês: 9.5 ± 26.2

- Valores de IL-6 para Doxiciclina aos 3 meses: 2.6 ± 3.6

- Valores de IL-8 para Doxiciclina aos 6 meses: 202.3 ± 88.3

- Valores de TNF-a para Doxiciclina em 1 mês: 1.7 ± 1.8

- Valores de MMP-9 para Doxiciclina aos 6 meses: 5.5 ± 5.9

Análise microbiana:

- Níveis de Aggregatibacter actinomycetemcomitans em Doxiciclina aos 6 meses: 2.7 ± 1.6

- Níveis de Porphyromonas gingivalis em Doxiciclina aos 3 meses: 3.6 ± 1.3

- Níveis de Tannerella forsythia em Doxycycline aos 3 meses: $1.1 \pm 1.9$

- Níveis de Fusobacterium nucleatum em Doxiciclina aos 6 meses: $2.0 \pm 1.8$

Além de melhorar os parâmetros clínicos e as condições metabólicas, foram observadas alterações positivas no perfil inflamatório local entre indivíduos com diabetes mellitus tipo 2 (DM2). A análise imunológica revelou que as bolsas tratadas com nanoesferas de doxiciclina apresentaram diminuição dos níveis de citocinas pró-inflamatórias (IL-17, IL-6, INF-y, TNF-α, IL-8) e MMP-9. A quimiocina IL-8 facilita o efluxo de neutrófilos para o sulco gengival, ajudando no controlo do nível bacteriano e no seu confinamento no sulco.

Estudos futuros devem explorar diversas variáveis e adotar diferentes desenhos de estudo. Apesar das limitações deste estudo, a aplicação local de nanoesferas de PLGA carregadas com doxiciclina a 20% favoreceu a modulação de citocinas e a redução microbiana. Além disso, demonstrou a capacidade de reduzir as bolsas e a hemorragia à sondagem em indivíduos com periodontite crónica e diabetes mellitus tipo 2.

Globalmente, o estudo demonstrou melhorias nos parâmetros clínicos e nos níveis de citocinas, bem como níveis reduzidos de agentes patogénicos periodontais com a utilização de nanoesferas de PLGA carregadas com doxiciclina em indivíduos com periodontite crónica e diabetes mellitus tipo 2.

## 5.5 CINDY GRACE PÉREZ-PACHECO 2020,

Num estudo conduzido por Cindy Grace Pérez-Pacheco em 2020, foi realizado um ensaio clínico aleatório, controlado por placebo, duplamente cego e de boca dividida, utilizando nanopartículas de PLGA/PLA carregadas com curcumina. Este estudo investiga o impacto de uma única aplicação tópica de curcumina nanoencapsulada em combinação com o tratamento periodontal não cirúrgico padrão. O ensaio envolveu 20 pacientes diagnosticados com periodontite generalizada no estádio III com gravidade de Grau A. Os critérios de inclusão dos participantes foram os seguintes:

Foram incluídos no estudo 20 participantes, dos quais 6 do sexo feminino e

14 do sexo masculino, com uma idade média de 48,98 ± 6,46 anos (variando entre 37 e 62 anos). Quatro participantes não concluíram o acompanhamento e não foram observados ou comunicados quaisquer efeitos adversos.

a. diagnóstico de periodontite generalizada no estádio III com gravidade de grau A, com pelo menos dois locais não adjacentes com profundidade de bolsa à sondagem (PPD) de 5 mm ou mais e hemorragia à sondagem (BoP) em dois quadrantes separados, juntamente com perda óssea confirmada em radiografias;
b. idade igual ou superior a 30 anos;
c. um mínimo de 15 dentes remanescentes; e
d. disponibilidade durante todo o período do estudo.

Neste estudo, a curcumina foi obtida da Sigma-Aldrich Co. (cat# C1386, Lot# 081M1611V) e depois carregada em nanopartículas preparadas pelo Dr. Antonio Claudio Tedesco do Departamento de Química da Universidade de São Paulo, seguindo o método descrito por Zambrano et al. Uma proporção de 1:1 de ácidos poliglicólico e poli-lático (PGLA/PLA) da Sigma-Aldrich Co. foi usada para carregar a curcumina a uma concentração de 0,05 mg/mL em etanol. Esta mistura foi submetida a uma agitação vigorosa para a emulsificação de água em óleo. Após a remoção do solvente orgânico através de agitação à temperatura ambiente e evaporação a pressão reduzida, as partículas foram centrifugadas várias vezes e lavadas com água destilada antes de serem suspensas em PBS e armazenadas a 4 °C até 30 dias. O estudo avaliou vários parâmetros clínicos, incluindo a profundidade da bolsa de sondagem (PPD), o nível de fixação clínica (CAL), a recessão gengival (GR) e a hemorragia à sondagem (BOP). Além disso, foram registados índices como o Índice de Placa e o Índice de Sangramento Gengival. Foram também medidas as citocinas inflamatórias IL-6 e TNF- α e a contagem de bactérias em complexos codificados por cores.

As amostras de fluido crevicular gengival (GCF) foram recolhidas dos locais selecionados na linha de base, 3, 7 e 15 dias, utilizando tiras de papel padronizadas (Periopaper, Oraflow Inc., Smithtown, NY, EUA). As tiras de papel foram inseridas suavemente no fundo do sulco durante 30 segundos, e quaisquer tiras contaminadas com sangue foram descartadas. Cada amostra foi pesada com um dispositivo calibrado e depois convertida em unidades de volume (microlitros) com base numa curva padrão estabelecida com o Periotron 8000 (Oraflow Inc., Plainview, NY). As tiras de papel foram então colocadas em tubos de microcentrifugação estéreis contendo 250μL de solução salina tamponada com fosfato e armazenadas a -80°C.

As concentrações de IL-1α, IL-6, IL-10 e TNF-α foram determinadas num total de 320 amostras utilizando kits de ensaio de imunoabsorção enzimática (ELISA) (PeproTech, Rocky Hill, NJ, EUA).

Os resultados indicaram que a curcumina nanoencapsulada não proporcionou benefícios adicionais significativos em comparação com o placebo. Aos 6 meses, o PPD médio foi de 11,46 ± 4,29, o CAL foi de 2,72 ± 1,63 e o GR foi de 3,72 ± 1,57. Notavelmente, o Índice de Sangramento Gengival a 1 mês foi de 2,10 ± 2,02, GR (mm) a 6 meses foi de 0,91 ± 1,06, e BOP (%) a 3 meses foi de 3,13 nos locais tratados com curcumina.

Embora não seja estatisticamente significativa, verificou-se uma tendência notável para concentrações reduzidas de IL-6 e TNF-α nos locais N-Curc após uma única aplicação. É possível especular que estas tendências na expressão de citocinas podem ser amplificadas com aplicações repetidas, aumentando potencialmente o impacto biológico da curcumina.

Um resultado positivo foi a redução das contagens de Porphyromonas gingivalis aos 15 dias após o tratamento. Esta redução reflectiu-se em gráficos de pizza que mostram uma percentagem reduzida (7%) na proporção média do complexo vermelho de bactérias. Globalmente, embora se tenham registado algumas melhorias, o estudo não encontrou benefícios adicionais significativos na utilização de nanopartículas carregadas com curcumina em comparação com o placebo no tratamento da periodontite nesta coorte.

Tanto os locais de controlo como os locais N-Curc exibiram uma diminuição na contagem de espécies do complexo vermelho, enquanto um aumento notável nos níveis de "bactérias benéficas" (Veilonella parvula), pertencentes ao complexo púrpura e consideradas benéficas para a saúde periodontal, foi observado especificamente aos 7 dias nos locais N-Curc. Curiosamente, observou-se um recrudescimento significativo de Aggregatibacter actinomycetemcomitans entre os dias 3 e 15 apenas nos locais de controlo. Este facto é significativo porque estudos anteriores indicam que a curcumina pode reduzir a sobrevivência e a virulência de A. actinomycetemcomitans. Além disso, estudos mostraram que A. actinomycetemcomitans e bacteróides de pigmentação negra foram reduzidos em locais tratados com raspagem e alisamento radicular (SRP) mais gel de curcumina a 2%. Embora uma única aplicação de gel de curcuma a 2% não tenha mostrado melhorias nos parâmetros clínicos em comparação com o grupo de controlo, reduziu a contagem de espécies do complexo vermelho.

O estudo demonstrou melhorias substanciais em todos os parâmetros clínicos nos locais de controlo, realçando a eficácia do protocolo de tratamento. No entanto, nos locais tratados com curcumina, verificaram-se melhorias modestas na profundidade da bolsa de sondagem (PPD) e no nível de inserção clínica (CAL) em comparação com os locais de controlo, embora estas melhorias não tenham sido estatisticamente significativas. Esta falta de significância estatística pode ser atribuída à já elevada eficácia do protocolo de tratamento, especialmente em pacientes sistemicamente saudáveis e não fumadores.

## 5.6 SANJEELA RAKSHITH GURU 2020

Sanjeela Rakshith Guru realizou um ensaio clínico piloto controlado e aleatório em 2020, utilizando um Nanocarrier-Pluronic F127 que fornece 2% de pó de curcumina. Este estudo foi concebido para alavancar os benefícios da utilização do nano gel Pluronic para a administração de curcumina nas bolsas periodontais e para avaliar a sua eficácia no tratamento destas bolsas. O objetivo foi comparar a eficácia de uma formulação de curcumina a 2% com um nanocarreador com a de um gel de clorexidina a 1%, quando utilizado juntamente com a destartarização e o alisamento radicular (SRP) em pacientes com periodontite crónica, com foco em parâmetros clínicos e microbiológicos.

O estudo envolveu 45 pacientes diagnosticados com periodontite crónica ligeira a moderada, localizada ou generalizada, com idades compreendidas entre os 25 e os 50 anos, que aceitaram seguir o protocolo do estudo. Estes pacientes foram selecionados no departamento ambulatório de periodontia. A duração do estudo foi de janeiro de 2015 a novembro de 2016. Os pacientes clinicamente diagnosticados com periodontite crónica ligeira a moderada localizada ou generalizada (de acordo com a classificação da AAP 1999) foram incluídos se tivessem profundidades de bolsa à sondagem (PPD) de 5-7 mm em dois ou mais dentes e não tivessem recebido tratamento periodontal nos últimos 6 meses.

O nanogel de curcumina a 2% foi preparado na hora, no consultório, misturando pó de curcumina a 2% com nanogel de Pluronic a 20% antes da aplicação no local selecionado. Para a preparação do nanogel de Pluronic a 20%, foi utilizado o "método a frio", que é adequado para fármacos termolábeis. Pluronic F127 (20 g), previamente pesado, da Sigma Aldrich, Bengaluru, Karnataka, Índia, foi lentamente adicionado a água fria (5°C-10°C) num copo de 250 ml com uma barra de agitação magnética. Este processo envolveu uma mistura suave para aumentar a hidratação da superfície do Pluronic F127, facilitando a sua dissolução. O copo foi então refrigerado a 4°C (39.2°F) durante a noite para garantir a dissolução completa do Pluronic F127 em água. Subsequentemente, a formulação foi deixada descongelar até à temperatura ambiente, resultando na formação de nanogel com uma concentração de 20% de Pluronic. Para preparar o nanogel de curcumina a 2%, adicionou-se gradualmente 2% de curcumina em pó da Konark Herbals and Health Care, Mumbai, Maharashtra, Índia, ao nanogel de Pluronic a 20% e misturou-se bem para obter a concentração desejada. O nanogel de curcumina a 2% resultante foi refrigerado antes da aplicação nos locais selecionados. Além disso, foi utilizado um gel de clorexidina a 1% disponível no mercado, conhecido como Chlosite (da Ghimas Service Providers, Deli, Índia). A seringa de dose única de Chlosite contém 1 ml de gel de xantana com um rácio de digluconato de clorexidina para dicloridrato de clorexidina de 1:2.

Foram obtidas amostras de placa subgengival dos dentes posteriores de cada paciente, visando especificamente o local com a maior profundidade de sondagem (PPD). Foi utilizada uma cureta Gracey da Hu-FriedyTM, Chicago, EUA, para a recolha de amostras por um operador diferente. A cureta foi inserida subgengivalmente, paralelamente ao longo eixo do dente, atingindo a parte mais profunda da bolsa periodontal, e depois movida coronalmente enquanto raspava ao longo da superfície da raiz. Estas amostras foram armazenadas em frascos salinos estéreis a -40°C e posteriormente transportadas para o laboratório para análise microbiana utilizando a reação em cadeia da polimerase (PCR) multiplex.

Foram avaliados parâmetros clínicos como a profundidade da bolsa de sondagem (PPD) e o nível de fixação clínica (CAL), juntamente com análises microbiológicas e índices, incluindo o índice de placa e o índice gengival.

Foram observadas diferenças estatisticamente significativas nas pontuações médias dos Grupos 1, 2 e 3 desde a linha de base até aos períodos de acompanhamento de 21 e 45 dias. No entanto, não foi encontrada nenhuma diferença significativa entre as avaliações de 21 e 45 dias para os três grupos, exceto para as pontuações PPD no Grupo 1, que mostraram uma diferença notável entre estes dois pontos de tempo. As comparações intragrupo indicaram diferenças estatisticamente significativas na linha de base e nas avaliações de acompanhamento de 21 e 45 dias nos três grupos.

O estudo atual demonstrou uma diminuição significativa nas pontuações do Índice Gengival (IG), Índice de Placa (IP), Profundidade da Bolsa de Sondagem (PPD) e Nível de Fixação Clínica (CAL) nos três grupos, desde o início até 21 dias e desde o início até 45 dias. Isto indica a eficácia de cada método de tratamento na redução da inflamação gengival, da placa bacteriana e da profundidade da bolsa, e na promoção do ganho de fixação clínica individualmente.

No entanto, ao comparar os três grupos na linha de base, aos 21 dias e aos 45 dias, não se registaram diferenças significativas nas pontuações clínicas. Isto sugere que as três modalidades de tratamento foram igualmente eficazes na redução destes parâmetros clínicos, quando comparadas umas com as outras. Estes resultados estão de acordo com resultados semelhantes relatados noutros estudos.

Os resultados mostraram melhorias e reduções em todos os parâmetros clínicos e microbiológicos. Especificamente, na linha de base, o Índice de Placa era de 0,88, que diminuiu para 0,71 aos 21 dias e aumentou ligeiramente para 0,74 aos 45 dias. Da mesma forma, o Índice Gengival era de 0,97 na linha de base, diminuiu para 0,75 aos 21 dias e aumentou ligeiramente para 0,79 aos 45 dias. Os parâmetros microbiológicos também mostraram alterações, com contagens bacterianas aos 21 dias e 45 dias como se segue: Aa - (391,3) e (560,1), Tf - (701,7) e (848,9), Pg - (223,2) e (240,5), respetivamente.

Nos três grupos, as pontuações médias para Aa, Pg e Tf da linha de base para 21 dias, da linha de base para 45 dias e do período de 21 a 45 dias mostraram mudanças estatisticamente significativas, exceto no Grupo 1. No Grupo 1, não foi observada diferença significativa entre a linha de base e 21 dias para Aa e Pg, e entre a linha de base e 45 dias para Pg. Além disso, não houve diferença significativa entre 21 e 45 dias para Pg nos Grupos 2 e 3. A comparação intragrupo indicou diferenças estatisticamente significativas em todos os três grupos na linha de base e nas avaliações de acompanhamento de 21 e 45 dias, exceto para Tf no Grupo 1.

Neste estudo, a comparação do grupo CHX com o grupo SRP relativamente aos parâmetros microbiológicos revelou que o SRP combinado com o gel CHX como método de administração local de medicamentos (LDD) foi mais eficaz do que o SRP isolado. Esta superioridade pode ser atribuída aos efeitos antimicrobianos duradouros e à substantividade proporcionada pela clorexidina. Estes resultados alinham-se com os de outro estudo que utilizou gel de clorexidina a 1% no tratamento de bolsas periodontais.

Os resultados do estudo indicaram que a incorporação de agentes LDD, como a curcumina a 2% com um sistema de nanocarreadores ou o gel de clorexidina a 1%, juntamente com o SRP em doentes com periodontite crónica, levou a melhorias em todos os parâmetros clínicos. Para além disso, a avaliação dos parâmetros microbiológicos revelou uma redução significativa dos níveis de Pg, Aa e Tf, afirmando o potencial destes sistemas LDD em comparação com o SRP isolado. Comparando os dois agentes, ambos demonstraram efeitos antibacterianos comparáveis nas bactérias periodontopáticas selecionadas, realçando a potencial utilização da curcumina com um nanocarreador como um sistema LDD eficaz em locais subgengivais.

## 5.7 POOJA KADAM 2020

Pooja Kadam realizou um estudo clínico-microbiológico em 2020 utilizando pó de hidroxipropilmetilcelulose (HPMC) com nanopartículas de prata e gel de tetraciclina a 5%. Este estudo avalia a eficácia das nanopartículas de prata em comparação com a tetraciclina em doentes com periodontite crónica. O estudo envolveu indivíduos com periodontite crónica, com um total de 60 locais em pacientes divididos aleatoriamente em três grupos, utilizando o método de teste da moeda. Antes do ensaio clínico, foi obtido o consentimento informado destes indivíduos. Foram selecionados para inclusão no estudo indivíduos saudáveis com idades compreendidas entre os 30 e os 50 anos e com profundidades de sondagem entre os 46 mm.

Os 60 locais elegíveis foram distribuídos aleatoriamente por três grupos de tratamento, com 20 locais em cada um:

- O Grupo A recebeu destartarização e alisamento radicular seguido de administração subgengival de gel de nanopartículas de prata.

- O grupo B foi submetido a destartarização e alisamento radicular seguido de administração subgengival de gel de tetraciclina.

- O grupo C foi submetido apenas a destartarização e alisamento radicular.

Os materiais utilizados neste estudo incluíram gel de nanopartículas de prata a 0,02% e gel de tetraciclina a 5%, ambos preparados localmente no departamento de farmácia do nosso instituto. Foi utilizado um sistema injetável para administrar os fármacos na bolsa periodontal.

Para a preparação do gel de nanopartículas de prata a 0,02%, foram utilizados o pó de hidroxipropilmetilcelulose (HPMC) e o pó de nanopartículas de prata. O pó de HPMC possui propriedades desejáveis para a formação de gel, incluindo caraterísticas não irritantes, alta viscosidade com maior estabilidade, qualidade consistente de lote para lote, resistência ao envelhecimento e prevenção do crescimento bacteriano ou fúngico. Para criar 10 g de gel, 10 ml de água destilada e pó de HPMC foram cuidadosamente misturados, seguidos da adição de 20 µg de nanopartículas de prata. A mistura resultante foi agitada continuamente durante 2 horas utilizando um sonicador automático para obter o gel.

O gel de tetraciclina a 5% foi preparado utilizando HPMC em pó e tetraciclina HCl em pó. Para cada 10 g de gel, 10 ml de água destilada foram combinados com o pó de HPMC e agitados. Subsequentemente, foram adicionados 500 µg de tetraciclina HCl em pó e a mistura foi continuamente agitada durante 2 horas utilizando um sonicador automático para obter o gel de tetraciclina.

Foram avaliados parâmetros clínicos como a profundidade da bolsa de sondagem (PPD) e o nível de fixação clínica (CAL), juntamente com análises microbiológicas e índices, incluindo o índice de placa e o índice gengival.

Foram efectuadas comparações intra-grupo em todos os parâmetros clínicos registados, obtendo-se um valor de p<0,0001 em todos os grupos. Isto indica significância estatística (p<0,05) no Índice de Placa, Índice Gengival, Profundidade da Bolsa de Sondagem (PPD), Nível de Fixação Clínica (CAL) e Unidade Formadora de Colónias (CFU).

O índice de placa apresentou reduções nos três grupos. Especificamente, o grupo da tetraciclina registou uma diminuição de 2,38 ± 0,45 para 0,87 ± 0,11, o grupo das nanopartículas de prata melhorou de 2,18 ± 0,47 para 1,13 ± 0,38 e o grupo da destartarização e alisamento radicular (SRP) reduziu de 2,17 ± 0,50 para 1,18 ± 0,38.

Da mesma forma, o Índice Gengival mostrou uma melhoria substancial no grupo da Tetraciclina e no grupo das Nanopartículas de Prata, diminuindo de 2,21 ± 0,39 para 0,79 ± 0,17 e de 2,24 ± 0,59 para 0,92 ± 0,31, respetivamente. O grupo SRP apresentou uma eficácia ligeiramente inferior, com um valor inicial de 2,16 ± 0,28 a reduzir-se para 1,23 ± 0,49 em 3 meses.


Os valores de PPD de base variaram entre 4,9 e 5,2. O Grupo A e o Grupo B apresentaram reduções para 2,8 ± 0,55 e 2,85 ± 0,78, respetivamente, enquanto o Grupo C sem administração local de fármacos apresentou uma redução de apenas 3,5 ± 0,94.

O ganho de fixação clínica foi comparativamente menor no Grupo C. Os valores de UFC para os três grupos mostraram uma redução limitada no Grupo C, de 3426,1 ± 505,85 para 3265,25 ± 506,61. Por outro lado, o Grupo A e o Grupo B apresentaram reduções de 3460,3 ± 384,33 para 2873 ± 418,11 e de 3627,8 ± 581,48 para 2724,5 ± 417,82, respetivamente.

As comparações intergrupos não revelaram qualquer diferença estatisticamente significativa entre o Grupo A e o Grupo B ao longo do período de estudo. No entanto, foram observadas diferenças significativas quando o Grupo C foi comparado com o Grupo A e o Grupo B desde a linha de base até aos 3 meses, enquanto que não foram registados resultados significativos desde a linha de base até ao mês.

Estes resultados realçam que a destartarização e o planeamento radicular por si só não produziram resultados substanciais. No entanto, quando comparados com os grupos de administração local de fármacos, foram observadas melhorias significativas. O Grupo A e o Grupo B não apresentaram diferenças significativas, indicando que a tetraciclina ou as nanopartículas de prata podem ser utilizadas eficazmente como agente de administração local de fármacos.

As Unidades Formadoras de Colónias (UFC) mostraram uma redução estatisticamente significativa atribuída à atividade antimicrobiana das nanopartículas de prata. Especificamente, em intervalos de 3 meses, os valores de CFU foram registados da seguinte forma: 0,79±0,17, 0,87±0,11 e 2,8±0,55. Além disso, as células formadoras de colónias médias (MCFC) aos 3 meses foram registadas como 2873,7±418,11.

O parâmetro microbiológico avaliado neste estudo foram as Unidades Formadoras de Colónias (UFC) através da cultura anaeróbia. Foi utilizada uma câmara anaeróbia com um "Pacote de Gás" devido à sua capacidade de proporcionar uma anaerobiose rigorosa, juntamente com a sua conveniência, acessibilidade e relação custo-eficácia.

No Grupo A, as UFC apresentaram uma redução estatisticamente significativa desde o início até aos 3 meses (p<0,05), provavelmente atribuída às propriedades antimicrobianas das nanopartículas de prata. Isto está de acordo com os resultados anteriores de Kale S et al., que demonstraram a atividade antibacteriana das nanopartículas de prata contra Porphyromonas gingivalis e Aggregatibacter actinomycetemcomitans. Shao J et al. também destacaram os efeitos antibacterianos das nanopartículas de prata em membranas à base de quitosano contra Porphyromonas gingivalis e Fusobacterium nucleatum.

Da mesma forma, o Grupo B apresentou uma redução significativa das UFC, consistente com os resultados de um estudo in vitro realizado por Susanto C et al, que concluiu que o gel de tetraciclina à base de quitosano é eficaz contra A. actinomycetemcomitans, P. gingivalis e F. nucleatum. No Grupo C, as UFC também diminuíram significativamente desde o início até aos 3 meses (p<0,05), possivelmente devido à redução da carga bacteriana resultante do desbridamento mecânico.

Em comparação com outros tratamentos utilizados para as infecções, o gel de nanopartículas de prata não é tóxico na sua concentração especificada, não tem efeitos secundários e não necessita de um procedimento de aplicação complicado ou de equipamento especializado. É bem tolerado e aceite pelos doentes. Quando combinado com SRP, o gel de nanopartículas de prata apresenta resultados promissores e tem potencial para ser benéfico no tratamento de doenças periodontais.

## 5.8 SHIVAM KESARWANI 2022

Num ensaio clínico aleatório de boca dividida conduzido por Shivam Kesarwani em 2022, as nanopartículas poliméricas de gangliosídeos (G-PNP) combinadas com gel de satranidazol a 0,25% foram comparadas com gel de metronidazol no tratamento de 46 indivíduos com periodontite crónica ligeira a moderada localizada/generalizada.

O estudo incluiu pacientes diagnosticados com periodontite crónica localizada/generalizada ligeira a moderada de acordo com a classificação da AAP de 1999. Os critérios de inclusão exigiam uma profundidade de sondagem (PPD) de ≥4 mm ou perda de inserção clínica >3 mm em ambos os quadrantes da mesma arcada, sem tratamento periodontal prévio nos últimos 6 meses.

Os materiais utilizados no estudo foram o gel de satranidazol a 0,25% e o gel de metronidazol a 1% p/p. A preparação de G-PNP foi realizada utilizando o método de nanoprecipitação desenvolvido por Fessi et al. Neste processo, SZ (30 mg) e PCL (180 mg) foram dissolvidos em 5 ml de acetona à temperatura ambiente num banho de sonicador. Separadamente, 125 mg de poloxâmero 188 foram dispersos em 20 ml de água. A fase orgânica foi então cuidadosamente injetada na fase aquosa a um ritmo de 10 ml/min, enquanto se agitava continuamente a 800 rpm. Após a formação da nanosuspensão leitosa (NS), esta foi agitada continuamente durante 2 horas à mesma velocidade e concentrada utilizando um evaporador rotativo (IKA) para remover a acetona e o excesso de água. A suspensão resultante foi submetida a uma monitorização do tamanho das partículas e da eficiência de aprisionamento para determinar a formulação óptima. O tamanho médio das partículas e o índice de polidispersão foram medidos utilizando um analisador de tamanho de partículas e o Delsa Nano C (Beckman Coulter, EUA), empregando técnicas de dispersão dinâmica. As amostras foram diluídas com água numa proporção de 1:20 para obter medições ideais de 50-200 quilo contagens por segundo. A eficiência do aprisionamento foi determinada utilizando o método de Jain et al. e a preparação do gel seguiu o protocolo de Varshosaz et al.


O estudo incluiu um total de 50 indivíduos com periodontite crónica que cumpriam os critérios de inclusão e exclusão. Quatro pacientes não compareceram ao acompanhamento, resultando em 46 pacientes incluídos no estudo após um estudo piloto em 4 pacientes. Os locais de estudo foram distribuídos aleatoriamente por dois grupos:

- Grupo I: tratado com gel de satranidazol (0,25%) como agente de administração local de medicamentos (LDD)

- Grupo II: tratado com gel de metronidazol (1%) como agente de DLD

A arcada oposta serviu como grupo de controlo positivo. A profundidade da bolsa de sondagem (PPD) e o nível de inserção clínica (CAL) foram medidos em seis locais à volta de cada dente utilizando um stent para garantir medições imparciais no 21º e 90º dias após o tratamento. Além disso, foram registados o índice gengival (IG), o índice de placa (IP) e a hemorragia à sondagem. Estes parâmetros foram avaliados utilizando uma sonda periodontal UNC 15 (UNC Periodontal Probe, Hu-Friedy, Chicago, IL, EUA).

As amostras de placa subgengival foram recolhidas utilizando pontas de papel estéreis e transportadas para o laboratório para o ensaio convencional de reação em cadeia da polimerase (PCR) para detetar bactérias anaeróbias como Porphyromonas, Fusobacterium, Tannerella e Bacteroides no início, no 21º dia e no 90º dia após o tratamento. Os parâmetros clínicos avaliados foram a profundidade de sondagem (PPD), o nível de fixação clínica (CAL) e a hemorragia à sondagem (BOP), juntamente com o registo do índice de placa e do índice gengival. Foram também recolhidas amostras de placa subgengival.

Cada paciente recebeu uma SRP de boca inteira seguida de uma intervenção efectuada pelo mesmo operador. Para cada paciente, os grupos do satranidazol e do metronidazol foram atribuídos a quadrantes opostos da mesma arcada. A frequência de tratamento diferiu entre os grupos, com o Grupo A a receber aplicações uma vez por dia e o Grupo B a receber aplicações duas vezes por dia em todos os locais experimentais. Os géis foram aplicados na base da bolsa periodontal utilizando uma seringa descartável equipada com uma agulha redonda de calibre 23.

O estudo concluiu que o gel de satranidazol superou consistentemente o gel de metronidazol, com uma redução da PPD de 0,167±0,01 aos 21 dias para 0,379±0,22 aos 90 dias para o satranidazol, em comparação com 2,381±0,03 aos 21 dias e 1,332±0,35 aos 90 dias para o metronidazol. A hemorragia à sondagem diminuiu de 56% aos 21 dias para 48% aos 90 dias com o gel de satranidazol.

O gel mucoadesivo de satranidazol oferece uma vantagem devido à sua duração de tratamento mais curta e à necessidade de apenas uma aplicação local diária, melhorando a adesão do doente em comparação com o gel de metronidazol. O revestimento gangliosídico de nanopartículas poliméricas (G-PNP) nas partículas de satranidazol interage com factores imunológicos gengivais, conduzindo a um padrão de citocinas Th2 dominante que pode contribuir para uma remissão acelerada da doença.

Os resultados do estudo indicaram que ambos os medicamentos, quando combinados com SRP, produziram resultados positivos no tratamento da periodontite crónica. Nomeadamente, o gel de satranidazol demonstrou consistentemente uma eficácia superior à do gel de metronidazol. No entanto, dada a duração limitada deste estudo, com um período de acompanhamento de 90 dias, as investigações futuras devem incluir um ensaio multicêntrico aleatório com uma amostra maior e um período de acompanhamento alargado para validar estes resultados de forma abrangente.

## 5.9 SUSHREE AMBIKA SAHU 2023

Num ensaio clínico prospetivo, duplamente cego e aleatório realizado por Sushree Ambika Sahu em 2023, o objetivo e o desenho deste estudo centraram-se na investigação da administração direta de nanopartículas de própolis na área subgengival, com o objetivo de as utilizar como um método de administração local de fármacos (LDD) para o tratamento de bolsas periodontais através de meios não cirúrgicos avaliados em 40 pacientes diagnosticados com periodontite.

O estudo incluiu indivíduos sistemicamente saudáveis, com idades compreendidas entre os 18 e os 65 anos, com boa higiene oral (índices de placa bacteriana inferiores a 1,5) e diagnosticados com periodontite generalizada nos estádios II e III, de acordo com os critérios do World Workshop of Periodontology de 2017. Os participantes elegíveis tinham pelo menos uma bolsa periodontal com uma profundidade de sondagem que variava de 4 a 6 mm.

A própolis de abelha indiana proveniente de Bhubaneswar, Odisha, em novembro de 2021, foi submetida a um processo de lavagem com água fria para eliminar os resíduos de cera. O material resultante foi seco, moído e armazenado a 8°C para uso posterior. Uma solução de nanopartículas de própolis foi então preparada à temperatura ambiente dissolvendo 0,22 g de própolis moída e seca em 20 mL de água Milli-Q, equivalente a 1,08 wt.%, usando um sonicador de sonda de 0,5 polegadas (Q500 Sonicator®, Qsonica, Newtown, CT, EUA) por 4 horas à temperatura ambiente (300 K). Os parâmetros de sonicação foram definidos para uma amplitude de 50% e uma intensidade de 40 W, com um tamanho de ponta de sonda de 1 cm e uma profundidade de sonicação de aproximadamente 2 cm. Após a sonicação, a solução foi filtrada com papel de filtro Whatman 40 e o extrato foi armazenado a 8°C para utilização posterior. A solução de nanopartículas de própolis foi então aplicada subgengivalmente na bolsa periodontal e selada com cianoacrilato.

A distribuição do tamanho das nanopartículas de própolis foi determinada utilizando a análise de dispersão dinâmica da luz (DLS) (Zeta-sizer Ultra, Malvern Panalytical, Malvern, Reino Unido), que mede a distribuição do tamanho das partículas em suspensão com base na intensidade. A análise revelou um tamanho médio de partículas que varia entre 88,6 e 103 nanómetros de diâmetro, com a maior partícula a medir 140 nm de diâmetro. A análise do potencial zeta (Zeta-sizer Ultra, Malvern Panalytical, Malvern, Reino Unido) foi realizada para avaliar a carga eletrostática das partículas, revelando um potencial zeta de -20,51 mV, indicando a estabilidade das nanopartículas.

A morfologia das nanopartículas de própolis foi examinada utilizando a microscopia eletrónica de varrimento de emissão de campo (FE-SEM) (Merlin Compact, Carl Zeiss, Jena, Alemanha). As micrografias da análise FE-SEM mostraram nanopartículas em forma de flor com uma distribuição de tamanho relativamente uniforme, variando de 88,6 a 103 nm, com um diâmetro estrutural inferior a 100 nm.

Os locais designados para cada doente foram atribuídos aleatoriamente ao grupo de controlo ou ao grupo de teste.

- Grupo de teste (SRP + PRO) (n = 20): locais que receberam SRP seguido de administração subgengival de nanopartículas de própolis.

- Grupo de controlo (SRP + solução salina) (n = 20): locais submetidos a SRP seguida de administração subgengival de solução salina (placebo).

Foram medidos parâmetros clínicos, incluindo a profundidade da bolsa de sondagem (PPD), o nível de fixação relativo (RAL) e a hemorragia à sondagem (BOP), juntamente com o registo do índice de placa e do índice gengival. O estudo concluiu que as nanopartículas de própolis combinadas com SRP levaram a reduções significativas no IG, BOP, PPD e RAL em comparação com os locais de controlo.

Não houve diferenças significativas entre os grupos em termos de índice de placa nos intervalos de 1 mês e 3 meses, com um valor de p de 0,429. No entanto, o índice gengival foi significativamente melhorado no grupo SRP + PRO em comparação com o grupo SRP + Salina, tanto a 1 mês como a 3 meses, com um valor de p <0,001. Além disso, o grupo SRP + PRO mostrou alterações significativamente melhores em todos os parâmetros clínicos (GI, BOP, PPD e RAL) em comparação com o grupo SRP + solução salina, exceto para o índice de placa a 1 mês (p = 0,253). No entanto, ao fim de 3 meses, a alteração do índice de placa também foi significativamente melhor no grupo SRP + PRO.

Em resumo, este estudo destaca a eficácia promissora das nanopartículas de própolis como um tratamento natural e eficaz para as bolsas periodontais. A combinação da administração subgengival de nanopartículas de própolis com destartarização e alisamento radicular levou a melhorias significativas em vários parâmetros periodontais, incluindo reduções no índice gengival (IG), hemorragia à sondagem (BOP), profundidade da bolsa à sondagem (PPD) e nível de inserção relativo (RAL), em comparação com locais de controlo tratados apenas com solução salina e destartarização e alisamento radicular.

Esta abordagem de aplicação de nanopartículas de própolis juntamente com a destartarização e o alisamento radicular mostra potencial para tratar eficazmente a periodontite crónica. Outras investigações devem explorar o impacto de concentrações mais elevadas de extrato de própolis e o aumento da frequência de aplicação, uma vez que estes factores podem melhorar os resultados do tratamento. Adicionalmente, são essenciais estudos em maior escala com períodos de acompanhamento mais longos para compreender de forma abrangente os mecanismos de ação das nanopartículas de própolis, aperfeiçoar a sua formulação e métodos de aplicação e estabelecer a sua segurança e eficácia em seres humanos.

Em conclusão, as nanopartículas de própolis oferecem uma estratégia terapêutica natural promissora para o tratamento de bolsas periodontais. A exploração científica contínua e os ensaios clínicos serão valiosos para aperfeiçoar e expandir a utilização desta abordagem de tratamento no campo da periodontia.

# 6. ANÁLISE DESCRITIVA

Os tamanhos das amostras variaram muito, indo de 6 a 60 casos. A idade dos doentes varia entre os 18 e os 65 anos. Os estudos mostraram diferentes métodos de administração de medicamentos, como nanopartículas, nanocarreadores, nano-bioinfusão e nanoesferas. Foram investigados os seguintes sistemas de administração de nanopartículas: a) Nano-biofusão composta por própolis, vitamina C e vitamina E, b) gel nanoestruturado de doxiciclina (nDOX), c) nanoesferas de PLGA carregadas com doxiciclina, d) nanopartículas de PLGA carregadas com curcumina, e) 2% de pó de curcumina como nanocarreador - Pluronic F127, f) 5% de gel de tetraciclina em pó de hidroxipropilmetilcelulose (HPMC) e nanopartículas de prata, g) 0.25% de gel de Satranidazol em nanopartículas poliméricas de gangliosídeos (G-PNP), h) Própolis como solução de nanopartículas. O índice gengival (IG), o índice de placa (IP), a profundidade da bolsa de sondagem (PPD) e o nível de fixação clínica (CAL) foram considerados os métodos de avaliação preferidos para avaliar o estado periodontal. A concentração de citocinas como IL-6, IL-1α, IL-10 e TNF-α e a análise microbiológica também foram avaliadas em alguns estudos. (Koel Debnath et al (2016), Giovana Lecio (2018), Sanjeela Rakshith Guru et al (2020), Pooja Kadam et al (2020), Shivam Kesarwani et al (2022)). Os estudos acima referidos recolheram dados em vários períodos de tempo. Nesta revisão, o foco foi dado apenas ao tempo que produziu o maior resultado.

# 7. CRITÉRIOS CLÍNICOS

Em média, a alteração na pontuação média do índice gengival (IG) variou de 0,167±0,01[8 ] a 0,88[6 ] aos 21 dias. A alteração na pontuação média do índice de placa (IP) variou de 0,379±0,22[5] aos 21 dias para 11,46±4,29[8 ] aos 6 meses. A variação na profundidade da bolsa de sondagem varia de 2,38±0,03[8 ] aos 90 dias para 4,24[6 ] aos 21 dias. A variação no nível de fixação clínica varia de 1,15[2 ] a 7,2[9 ] aos 3 meses. A diferença média do valor BoP varia de 20,0 ± 15,7[4 ] aos 6 meses para 3,13[5 ] aos 3 meses.

O valor médio do índice de hemorragia papilar foi de 0,638[1 ]. O valor médio do índice de hemorragia do sulco às 6 semanas foi de 0,48[2 ]. O índice médio de sangramento gengival foi de 2,10 ± 2,02 em 1 mês e o GR médio em 6 meses foi de 0,91 ± 1,06[5 ]. O GMP médio aos 3 meses foi de 1,3 ± 0,8[4 ].

A diferença média dos valores de IL-6 do GCF varia entre 1,63 ± 0,33[3] e 2,6 ± 3,6[4 ] aos 3 meses. A diferença média dos valores de TNF-$\alpha$ do GCF varia de 1,20 ± 0,41[3 ] aos 3 meses para 1,7 ± 1,8[4 ] ao 1 mês. Os níveis de IFN-$\gamma$ do GCF foram registados como 2,3 ± 2,6 a 1 mês, enquanto os níveis de IL-10 do GCF foram de 5,4 ± 12,2, os níveis de IL-17 do GCF foram de 1,9 ± 3,0 e os níveis de IL-4 do GCF foram de 9,5 ± 26,2 no mesmo momento. Os níveis de IL-1$\beta$ no GCF foram de 46,5 ± 60,5 aos 6 meses. Os níveis de IL-8 do GCF foram medidos como 202,3 ± 88,3 aos 6 meses, enquanto os níveis de MMP-9 do GCF foram 5,5 ±
5.9 aos 6 meses.[ ]4

O estudo de Pérez-Pacheco CG et al em 2021, mostrou que os níveis de mediadores inflamatórios no GCF foram representados no gráfico onde IL-6 variou de 1.1 ng/µl na linha de base para 0.2 ng/µl em 15th dia. Os níveis de IL-1$\alpha$ variaram de 0,2 ng/µl na linha de base para 0,5 ng/µl no 15th dia. A IL-10 variou de 1,3 ng/µl na linha de base para 0,5 ng/µl no 15º dia de[th] . O TNF-$\alpha$ variou de 0,3 ng/µl na linha de base para 0,5 ng/µl no 15º dia de[th] . Não se observou grande alteração no final dos 15 dias quando comparado com o grupo de controlo.

Debnath K et al (2016) observaram o crescimento de bactérias aeróbias em ágar nutriente e Kadam P et al (2020) observaram o crescimento de bactérias anaeróbias em meio de Thioglycollate (0,1 ml) com o ágar sangue através da média de unidades formadoras de colónias. Guru SR et al (2020) identificaram a presença de Aggregatibacter actinomycetemcomitans (Aa), Porphyromonas gingivalis (Pg) e Tannerella forsythia (Tf) e Kesarwani S et al (2022) identificaram a presença de Porphyromonas, Fusobacterium, Tannerella e Bacteroides através de PCR.

Lecio G et al (2020) observaram os níveis de Porphyromonas gingivalis (Pg), Aggregatibacter actinomycetemcomitans (Aa), Tannerella forsythia (Tf) e Fusobacterium nucleatum (Fn) através da reação em cadeia da polimerase quantitativa (qPCR). A técnica de hibridação DNA-DNA Checkerboard de Pérez-Pacheco CG et al (2021) mostrou todos os complexos microbianos subgengivais, incluindo espécies de Actinomyces, complexos amarelos, laranja e vermelhos.

A diferença média na unidade formadora de colónias/ml varia entre 0,021 às 6 semanas [2] e 2873,7±418,11[7] aos 3 meses. Os níveis médios de Aggregatibacter actinomycetemcomitans de 2,7 ± 1,6 [4] aos 6 meses para 560,1 [6] aos 45 dias. Os níveis médios de Porphyromonas gingivalis de 3,6 ± 1,3[4] aos 3 meses para 240,5[6] aos 45 dias. Os níveis médios de Tannerella forsythia de 1,1 ± 1,9[4] aos 3 meses para 848,9[6] aos 45 dias. Os níveis de Fusobacterium nucleatum foram de 2,0 ± 1,8 aos 6 meses[4] . A proporção bacteriana média de organismos do complexo vermelho aos 15 dias era de 7% quando comparada com a linha de base que era de 19%[5] .

# Quadro 3:

O quadro recapitulativo que contém as principais informações discutidas na revisão, ordenadas por ordem cronológica.

| Author & Year | Study Design | Nature Of Nanoparticle Used | Drug Delivered | Target | Outcomes | Conclusions | Gingival Index | Plaque Index | Probing Pocket Depth | Clinical Attachment Level | Additional Findings |
|---|---|---|---|---|---|---|---|---|---|---|---|
| V.Sneha, | A Clinical Study | Nano-Bio Fusion (NBF) Gingival Gel | Propolis, Vitamin C and Vitamin E | 15 stage II and stage III gingivitis subjects | Indexes recorded 1. Gingival index, 2. Papillary bleeding index. | Nanoemulsion significantly reduced inflammation. | SRP+Gel - 0.545 | | | | Papillary bleeding index (PBI) SRP+Gel - 0.638 |

| Koel Debnath,2016 | A Clinico-Microbiological Study | Nano-Bio Fusion (NBF) gingival gel | Propolis, Vitamin C and Vitamin E | Six chronic periodontitis patients comprising 76 sites | Indexes recorded 1. Plaque index, 2. Gingival index, 3. Sulcus bleeding index(SBI). -Clinical Parameters 1. Probing Pocket Depth, 2. Clinical attachment level (CAL). -Supragingival microbial plaque analysis was done. | NBF gel has improved the clinical parameters of the patients. | at 6 weeks (0.49) | at 6 weeks (0.57) | at 6 weeks (3.93) and 3 months (2.15) | at 3 months (1.15) | Sulcus bleeding index - at 6 weeks (0.48) Colony forming unit/ml - at 6 weeks (0.021) |
|---|---|---|---|---|---|---|---|---|---|---|---|

| Marwa Madi, 2018 | A Clinical Study | Nano-structured Doxycycline gel (nDOX) | Doxycycline (DOX) | 45 patients suffering from moderate chronic periodontit is | Indexes recorded 1. Plaque Index 2. Gingival Index -Clinical Parameters 1. Probing Pocket Depth, 2. Clinical attachment level (CAL). The concentration of IL-6 and TNF-$\alpha$ markers in the GCF samples was determined. | It is safe and improves both clinical parameters and inflammatory markers(3 months). | at 3 months $(0.55 \pm 0.17)$ | at 1 month $(0.66 \pm 0.11)$ | $3.40 \pm 0.48$ at 1 month | $3.40 \pm 0.48$ at 1 month | GCF IL-6 values for nDOX - at 3 months $(1.63\pm 0.33)$ GCF TNF-a values for nDOX - at 3 months $(1.20 \pm 0.41)$ |

| Giovana Lecio,2019 | A parallel, double-blind, randomize d, placebo-controlled clinical trial immune and microbiolo gic-al trial | PLGA nanospheres | 20% Doxycycline -loaded PLGA nano-spheres | Chronic periodontit is in 40 individuals with type-2 diabetes mellitus | Clinical Parameters 1. Probing Pocket Depth, 2. Clinical attachment level (CAL), 3. Bleeding on probing, 4. Gingival margin position (GMP). - Levels of the cytokines were determined in GCF. - Periodontal pathogen quantification was analysed. | Reduce pockets and bleeding on probing in chronic periodontitis individuals with type-2 DM. | | | 3 months - 3.5 ± 0.7 and 6 months - 3.3 ± 0.7 | 3 months - 4.8 ± 1.2 and 6 months - 4.7 ± 1.5 | GMP in DOXY at 3 months ( 1.3 ± 0.8) BoP in DOXY at 6 months (20.0 ± 15.7) Cytokine levels GCF IFN-y values for DOXY - at 1 month (2.3 ± 2.6) GCF IL-10 values for DOXY - at 1 month ( 5.4 ± 12.2) GCF IL-17 values for DOXY - at 1 month (1.9 ± 3.0) GCF IL-1b values for DOXY - at 6 months (46.5 ± 60.5) GCF IL-4 values for DOXY - at 1 month (9.5 ± |
|---|---|---|---|---|---|---|---|---|---|---|---|

26.2)
GCF IL-6
values for
DOXY - at 3
months (2.6 ±
3.6)
GCF IL-8
values for
DOXY - at 6
months (202.3
± 88.3)
GCF TNF-a
values for
DOXY - at 1
month ( 1.7 ±
1.8)
GCF MMP-9
values for
DOXY - at 6
months (5.5 ±
5.9)
Microbial
analysis
Levels of
Aggregatibact
er
actinomycete
mcomitans in
DOXY - at 6
months ( 2.7 ±
1.6)
Levels of
Porphyromona

s gingivalis in DOXY - at 3 months (3.6 ± 1.3)

Levels of Tannerella forsythia in DOXY - at 3 months (1.1 ± 1.9)

Levels of Fusobacterium nucleatum in DOXY - at 6 months (2.0 ± 1.8)

| Cindy Grace Pérez-Pacheco, 2020 | Randomized, placebo-controlled, double-blind split-mouth clinical trial | PLGA/PLA nanoparticles | Curcumin loaded nanoparticles | 20 patients with generalized periodontitis with stage III and Grade A | Clinical Parameters 1. Probing pocket depth (PPD), 2. Clinical attachment level (CAL), 3.Gingival recession (GR), 4. Bleeding on probing (BOP). - Indexes recorded 1. Plaque Index 2. Gingival Bleeding Index - Inflammatory cytokines 1.IL-6 2. TNF-$\alpha$ - Bacterial counts in colour-coded complexes. | The nano-encapsulated curcumin had no significant additional benefits. | | at 6 months (11.46 ± 4.29) | at 6 months (2.72 ± 1.63) | at 6 months (3.72 ± 1.57). | Gingival bleeding index at 1 month (2.10 ± 2.02) GR (mm) at 6 months ( 0.91 ± 1.06) BOP (%) at 3 months ( 3.13) in curcumin-treated sites - There was a decrease in the counts of Porphyromonas gingivalis at 15 days Pie charts of the mean proportion of red complex with decreased percentage (7%) |
| --- | --- | --- | --- | --- | --- | --- | --- | --- | --- | --- | --- |

| Sanjeela Rakshith Guru, 2020 | A pilot randomized controlled clinical trial | Nanocarrier-Pluronic F127 | 2% Curcumin powder | 45 patients with localized or generalized mild-to-moderate chronic periodontitis | Clinical Parameters 1. Probing pocket depth (PPD), 2. Clinical attachment level (CAL). - Microbiological analysis - Indexes recorded 1. Plaque Index 2. Gingival Index. | There was an improvement and reduction in all clinical parameters and microbiological parameters. | Baseline - 0.88, 21 days - 0.71, 45 days - 0.74 | Baseline - 0.97, 21 days - 0.75, 45 days - 0.79 | Baseline - 4.24, 21 days - 3.87, 45 days - 4.01 | Baseline - 4.41, 21 days - 4.13, 45 days - 4.22 | microbial parameters at 21 days Aa - (391.3) Tf - (701.7) Pg - (223.2) at 45 days Aa - (560.1) Tf - (848.9) Pg - (240.5) |
|---|---|---|---|---|---|---|---|---|---|---|---|

| Pooja Kadam, 2020 | A clinico-microbiolo gical study | Hydroxypropyl methylcellulose (HPMC) powder&Silver nanoparticles | 5% Tetracycline gel | Subjects with chronic periodontit is - 60 sites were included | Clinical Parameters 1. Probing pocket depth (PPD), 2. Clinical attachment level (CAL). -Microbiological analysis - Indexes recorded 1. Plaque Index 2. Gingival Index. | CFU showed a statistically significant reduction due to the antimicrobial activity of silver nanoparticles | 0.79±0.17 at 3 months | at 3-month intervals (0.87±0.11 ) | 2.8±0.55 at 3 months | at 3 months (2.9±0.882) | MCFC: Mean Colony Forming Cells - at 3 months (2873.7±418.1 1) |
|---|---|---|---|---|---|---|---|---|---|---|---|

| Shivam Kesarwani, 2022 | A split-mouth randomized clinical trial. | Ganglioside polymeric nanoparticles (G-PNP). | 0.25% satranidazole gel. | 46 subjects with localized/generalized mild-to-moderate chronic periodontitis. | Clinical Parameters 1. Probing pocket depth (PPD), 2. Clinical attachment level (CAL), 3. Bleeding on probing (BOP). - Indexes recorded 1. Plaque Index 2. Gingival Index -Subgingival plaque samples were collected | Satranidazole gel consistently produced better results compared to metronidazole gel. | 0.167±0.01 at 21 days | 0.379±0.22 at 21 days | 2.381±0.03 at 90 days | 1.332±0.35 at 90 days | Bleeding on probing - at 21 days (56%) at 90 days (48%) |
|---|---|---|---|---|---|---|---|---|---|---|---|

| Sushree Ambika Sahu, 2023 | The study was a prospective, double-blind, randomized clinical trial of parallel design | Nanoparticle solution | Propolis | 40 patients diagnosed with periodontitis | Clinical Parameters 1. Probing pocket depth (PPD), 2. Relative attachment level (RAL), 3. Bleeding on probing (BOP). - Indexes recorded 1.Plaque Index 2.Gingival Index | Propolis nanoparticles with SRP resulted in significant reductions in GI, BOP, PPD, and RAL compared with the control sites. | SRP + PRO - 0.3250 at 3 months | 0.5625 at 1 month | SRP + PRO - 2.4500 at 3 months | SRP + PRO 7.2000 at 3 months | |
|---|---|---|---|---|---|---|---|---|---|---|---|

# 8. DISCUSSÃO

A maioria dos estudos foi realizada em pacientes com periodontite crónica, exceto um que foi realizado em pacientes com gengivite. Um total de 257 indivíduos foram incluídos nesta revisão. Estes estudos consideraram o número de pacientes, exceto Kadam P et al (2020), que considerou apenas os locais.

De acordo com Sneha V et al (2014), que é a primeira investigação clínica publicada sobre este título, utilizou o gel gengival Nano-Bio Fusion (NBF) com própolis por via sulcular em pacientes com gengivite.
O mesmo gel foi investigado por Debnath K et al (2016) em indivíduos com periodontite crónica, que mostrou melhores resultados tanto a nível clínico como microbiológico.

Esta revisão observou que diferentes tipos de medicamentos/extratos de ervas foram incorporados em nanopartículas. Isso inclui própolis, vitamina C, vitamina E, doxiciclina (DOX), curcumina, satranidazol e tetraciclina.

Vários parâmetros clínicos foram avaliados nesta revisão, tais como a profundidade de sondagem (PPD), o nível de inserção clínica (CAL), a hemorragia à sondagem (BOP), o nível de inserção relativa (RAL), a posição da margem gengival (GMP) e a recessão gengival (GR). Dos nove, sete artigos avaliaram o PPD e o CAL em comum.

Os resultados dos parâmetros clínicos e índices periodontais obtidos em cada artigo mostraram diferenças estatisticamente significativas entre os grupos.

No decurso de seis estudos, os investigadores efectuaram análises microbiológicas utilizando uma variedade de métodos tradicionais. Embora estes métodos tenham historicamente servido como ferramentas valiosas na investigação científica, os recentes avanços na tecnologia e na metodologia apresentaram-nos opções mais sofisticadas. As técnicas contemporâneas, como a metagenómica de sequenciação de nova geração (NGS) e a espetrometria de massa MALDI-TOF (dessorção a laser assistida por matriz/ionização por tempo de voo), permitem a identificação rápida e exacta de microrganismos e oferecem muitas vantagens em relação às abordagens tradicionais.

Os efeitos observados neste estudo suscitaram a questão de saber se eram causados pelo próprio fármaco ou pela sua formulação em nanopartículas. Esta incerteza deve-se ao facto de o estudo não o ter comparado com a administração convencional de fármacos. Os resultados não indicam definitivamente se os efeitos observados resultam do modo de administração do fármaco (nanopartículas) ou do próprio fármaco, uma vez que o grupo de controlo recebeu tratamento padrão.

As nanopartículas demonstraram uma maior eficácia quando comparadas com o tratamento convencional. Isto sublinha a complexidade da doença periodontal, que envolve múltiplos factores, indicando que examinar estes elementos individualmente pode não ser suficientemente abrangente.

O impacto das nanopartículas parece limitado devido aos curtos períodos de observação, às pequenas dimensões das amostras e à ausência de protocolos de estudo normalizados. Para obter resultados favoráveis, são necessários períodos de estudo mais longos e amostras de maior dimensão.

# 9. CONCLUSÃO

As nanopartículas têm-se revelado bastante promissoras em vários domínios da medicina devido às suas propriedades únicas e aplicações versáteis no diagnóstico, tratamento e gestão de doenças, com a investigação em curso a explorar novas possibilidades e a aperfeiçoar as técnicas existentes. A administração local de fármacos com base em nanopartículas representa uma abordagem valiosa para a gestão abrangente das doenças periodontais. Ao administrar agentes terapêuticos diretamente nas áreas afectadas, as nanopartículas aumentam a eficácia desses agentes em comparação com a administração sistémica. Esta abordagem orientada aumenta a concentração do fármaco no local de ação, conduzindo a melhores resultados no tratamento da periodontite. Apesar dos resultados promissores, é necessária mais investigação para compreender plenamente os efeitos a longo prazo da administração de medicamentos à base de nanopartículas no tratamento periodontal. Os estudos devem centrar-se na determinação das estratégias de dosagem ideais, na avaliação dos potenciais efeitos secundários e na avaliação da durabilidade dos efeitos do tratamento ao longo do tempo.

# 10. BIBLIOGRAFIA


1) Sneha V, Chatterjee A. Avaliar a eficácia do gel Nbf como adjuvante da destartarização na gengivite - um estudo clínico. Guident. julho de 2014

2) Debnath K, Chatterjee A, Priya VS. Avaliação do gel Nano-Bio Fusion como adjuvante da destartarização e alisamento radicular na periodontite crónica: Um estudo clínico-microbiológico. J Indian Soc Periodontol. 2016 Set-Out;20(5):543-548. doi: 10.4103/0972-124X.201696. PMID: 29242691; PMCID: PMC5676337.

3) Marwa Madi, Verica Pavlic, Wael Samy & Adel Alagl (2018) O efeito anti-inflamatório do gel de nano-doxiciclina administrado localmente na terapia da periodontite crónica, Ata Odontologica Scandinavica, 76:1, 71-76, DOI: 10.1080/00016357.2017.1385096.

4) Lecio G, Ribeiro FV, Pimentel SP, Reis AA, da Silva RVC, Nociti-Jr F, Moura L, Duek E, Casati M, Casarin RCV. Novas nanoesferas de PLGA carregadas com doxiciclina a 20% como terapia adjuvante na periodontite crónica em diabéticos tipo 2: ensaio clínico, imunológico e microbiológico randomizado. Clin Oral Investig. 2020 Mar;24(3):1269-1279. doi: 10.1007/s00784-019-03005-9. Epub 2019  Jul 20. PMID: 31327083.

5) Pérez-Pacheco CG, Fernandes NAR, Primo FL, Tedesco AC, Bellile E, Retamal-Valdes B, Feres M, Guimarães-Stabili MR, Rossa C Jr. Aplicação local de nanopartículas carregadas de curcumina como adjuvante à raspagem e alisamento radicular na periodontite: Ensaio clínico randomizado, controlado por placebo, duplo-cego e splitmouth. Clin Oral Investig. 2021 maio;25(5):3217-3227. doi: 10.1007/s00784-020-03652-3. Epub 2020 Oct 30. PMID: 33125518.

6) Guru SR, Reddy KA, Rao RJ, Padmanabhan S, Guru R, Srinivasa TS. Avaliação comparativa do extrato de curcuma a 2% com nanocarreador e gel de clorexidina a 1% como adjuvante da destartarização e alisamento radicular em pacientes com periodontite crónica: Um ensaio clínico piloto controlado e aleatório. J Indian Soc Periodontol. 2020 May-Jun;24(3):244-252. doi: 10.4103/jisp.jisp_207_19. Epub 2020  4 de maio. PMID: 32773975; PMCID: PMC7307465.

7)  Kadam, Pooja & Mahale, Swapna & Sonar, Prasad & Chaudhari, Dipali & Shimpi, Shraddha & Kathurwar, Ankita. (2020). Eficácia das nanopartículas de prata em pacientes com periodontite crónica: um estudo clínico-microbiológico. Revista Iberoamericana de Medicina. 2. 142-147. 10.53986/ibjm.2020.0026.

8)  Kesarwani S, Parihar S, Singh S, Gautam A, Pandey A, Anjum MM. Uma nova era de Nano!!! Avaliação comparativa do gel de Satranidazol revestido com nanopartículas poliméricas de gangliosídeos e do gel de metronidazol a 1% para o tratamento da periodontite. J Indian Soc Periodontol. 2022 Jul-Ago;26(4):378-383. doi: 10.4103/jisp.jisp_233_21. Epub 2022 Jul 2. PMID: 35959308; PMCID: PMC9362811.

9)  Sahu SA, Panda S, Das AC, Mishra L, Rath S, Sokolowski K, Kumar M, Mohanty R, Nayak R, Satpathy A, Lapinska B. Eficácia da nanopartícula de própolis administrada subgengivalmente no tratamento não cirúrgico da bolsa periodontal: A Randomized Clinical Trial. Biomolecules. 2023 Oct 26;13(11):1576. doi: 10.3390/biom13111576. PMID: 38002260; PMCID: PMC10669236.

10)  Dung TH, Lee SR, Han SD, Kim SJ, Ju YM, Kim MS, Yoo H. Nanopartículas de quitosano-TPP como sistema de libertação de oligonucleótidos antisense no ambiente oral. J Nanosci Nanotechnol. 2007 Nov;7(11):3695-9. doi: 10.1166/jnn.2007.041. PMID: 18047039.

11)  Chen FM, Ma ZW, Dong GY, Wu ZF. Nanopartículas compostas de dextrano glicidil metacrilado (Dex-GMA)/gelatina para administração localizada de proteínas. Ata Pharmacol Sin. 2009 Apr;30(4):485-93. doi: 10.1038/aps.2009.15. Epub 2009 Mar 23. PMID: 19305420; PMCID: PMC4002268.

12)   Botelho MA, Martins JG, Ruela RS, Queiroz DB, Ruela WS. Nanotecnologia na periodontite induzida por ligadura: efeito protetor de um gel de doxiciclina com nanopartículas. J Appl Oral Sci. 2010 Jul-Aug;18(4):335- 42. doi: 10.1590/s 1678-77572010000400003. PMID: 20835566; PMCID: PMC5349078.

13) Javed S, Kohli K. Local delivery of minocycline hydrochloride: a therapeutic paradigm in periodontal diseases. Curr Drug Deliv. 2010

Dec;7(5):398-406. doi: 10.2174/156720110793566290. PMID: 20950268.

14) Saboktakin MR, Tabatabaie RM, Maharramov A, Ramazanov MA. Desenvolvimento e avaliação in vitro de nanopartículas de quitosano poli(ácido metacrílico) tiolado como sistema de distribuição local mucoadesivo. Int J Biol Macromol. 2011 Apr 1;48(3):403-7. doi: 10.1016/j.ijbiomac.2010.12.014. Epub 2011 Jan 6. PMID: 21215774.

15) Chakraborti M, Jackson JK, Plackett D, Brunette DM, Burt HM. Drug intercalation in layered double hydroxide clay: application in the development of a nanocomposite film for guided tissue regeneration. Int J Pharm. 2011 Sep 15;416(1):305-13. doi: 10.1016/j.ijpharm.2011.06.016. Epub 2011 Jun 17. PMID: 21708236.

16) Di Turi G, Riggio C, Vittorio O, Marconcini S, Briguglio F, Funel N, Campani D, Barone A, Raffa V, Covani U. Sub-micrometric liposomes as drug delivery systems in the treatment of periodontitis. Int J Immunopathol Pharmacol. 2012 Jul-Set;25(3):657-70. doi: 10.1177/039463201202500312. PMID: 23058016.

17) Moura LA, Oliveira Giorgetti Bossolan AP, de Rezende Duek EA, Sallum EA, Nociti FH Jr, Casati MZ, Sallum AW. Tratamento de peri-implantite utilizando desbridamento não cirúrgico com nanoesferas bioabsorvíveis para liberação controlada de doxiciclina: relato de caso. Compend Contin Educ Dent. 2012 Nov-Dez;33(10):E145-9. PMID: 23631536.

18) Goyal G, Garg T, Rath G, Goyal AK. Current nanotechnological strategies for an effective delivery of drugs in treatment of periodontal disease. Crit Rev Ther Drug Carrier Syst. 2014;31(2):89-119. doi: 10.1615/critrevtherdrugcarriersyst.2014008117. PMID: 24940625.

19) Madhumathi K, Sampath Kumar TS. Potencial regenerativo e atividade antibacteriana de nanocarreadores apáticos carregados com tetraciclina para o tratamento de

periodontite. Biomed Mater. 2014 Jun;9(3):035002. doi:

10.1088/1748-6041/9/3/035002. Epub 2014 Mar 31. PMID: 24687419.

20) Yao W, Xu P, Pang Z, Zhao J, Chai Z, Li X, Li H, Jiang M, Cheng H,

Zhang B, Cheng N. Local delivery of minocycline-loaded PEG-PLA nanoparticles for the enhanced treatment of periodontitis in dogs. Int J Nanomedicine. 2014 Ago 18;9:3963-70. doi: 10.2147/IJN.S67521. PMID: 25170266; PMCID: PMC4145825.

21) Jain AK, Jain A, Garg NK, Agarwal A, Jain A, Jain SA, Tyagi RK, Jain RK, Agrawal H, Agrawal GP. Gel de nanopartículas lipídicas sólidas carregadas com adapaleno: uma abordagem eficaz para o tratamento da acne. Colloids Surf B Biointerfaces. 2014 Sep 1;121:222-9. doi: 10.1016/j.colsurfb.2014.05.041. Epub 2014 Jun 6. PMID: 25016424.

22) Backlund CJ, Sergesketter AR, Offenbacher S, Schoenfisch MH. Eficácia antibacteriana do óxido nítrico exógeno em agentes patogénicos periodontais. J Dent Res. 2014 Nov;93(11):1089-94. doi: 10.1177/0022034514529974. Epub 2014 Aug 19. PMID: 25139363; PMCID: PMC4293763.

23) Yadav SK, Khan G, Mishra B. Avanços nas patentes relacionadas com a tecnologia intrapocket para o tratamento da periodontite. Recent Pat Drug Deliv Formul. 2015;9(2):129-45. doi: 10.2174/1872211309666150311095424. PMID: 25760639.

24) Nguyen S, Hiorth M. Advanced drug delivery systems for local treatment of the oral cavity (Sistemas avançados de administração de medicamentos para tratamento local da cavidade oral). Ther Deliv. 2015;6(5):595-608. doi: 10.4155/tde.15.5. Erratum in: Ther Deliv. 2015 Jul;6(7):888. PMID: 26001175.

25) Zupancic S, Kocbek P, Baumgartner S, Kristl J. Contribution of Nanotechnology to Improved Treatment of Periodontal Disease (Contribuição da nanotecnologia para a melhoria do tratamento da doença periodontal). Curr Pharm Des. 2015;21(22):3257-71. doi: 10.2174/1381612821666150531171829. PMID: 26027560.

26) Narang RS, Narang JK. Nanomedicines for dental applications-scope and future perspective. Int J Pharm Investig. 2015 Jul-Set;5(3): 121-3. doi: 10.4103/2230-973X.160843. PMID: 26258052; PMCID: PMC4522860.

27) Jain A, Kesharwani P, Garg NK, Jain A, Jain SA, Jain AK, Nirbhavane P, Ghanghoria R, Tyagi RK, Katare OP. Galactose engineered solid lipid

nanoparticles for targeted delivery of doxorubicin. Colloids Surf B Biointerfaces. 2015 Oct 1;134:47-58. doi: 10.1016/j.colsurfb.2015.06.027. Epub 2015 Jun 19. PMID: 26142628.

28) Yao W, Xu P, Zhao J, Ling L, Li X, Zhang B, Cheng N, Pang Z. Nanopartículas poliméricas funcionalizadas com RGD visando células epiteliais da periodontite para o tratamento aprimorado da periodontite em cães. J Colloid Interface Sci. 2015 Nov 15; 458: 14-21. doi: 10.1016 / j.jcis.2015.07.032. Epub 2015 Jul 15. PMID: 26197107.

29) Joshi D, Garg T, Goyal AK, Rath G. Advanced drug delivery approaches against periodontitis. Drug Deliv. 2016;23(2):363-77. doi: 10.3109/10717544.2014.935531. Epub 2014 Jul 9. PMID: 25005586.

30) Pramod K, Aji Alex MR, Singh M, Dang S, Ansari SH, Ali J. Eugenol nanocapsule for enhanced therapeutic activity against periodontal infections. J Drug Target. 2016;24(1):24-33. doi: 10.3109/1061186X.2015.1052071. Epub 2015 Jun 16. PMID: 26079717.

31) Lee BS, Lee CC, Wang YP, Chen HJ, Lai CH, Hsieh WL, Chen YW. Controlado-

A libertação de tetraciclina e lovastatina por nanopartículas de poli(D,L-lactido-co-ácido glicólico)-quitosano melhora a regeneração periodontal em cães. Int J Nanomedicine. 2016 Jan 18;11:285-97. doi: 10.2147/IJN.S94270. PMID: 26848264; PMCID: PMC4723100.

32) Lim HC, Nam OH, Kim MJ, El-Fiqi A, Yun HM, Lee YM, Jin GZ, Lee HH, Kim HW, Kim EC. A entrega de dexametasona a partir de matrizes de nanofibras bioactivas estimula a odontogénese de células da polpa dentária humana através das vias de sinalização integrina/BMP/mTOR. Int J Nanomedicine. 2016 Jun 3;11:2557-67. doi: 10.2147/IJN.S97846. PMID: 27354790; PMCID: PMC4907710.

33) Chen X, Wu G, Feng Z, Dong Y, Zhou W, Li B, Bai S, Zhao Y. Biomateriais avançados e suas potenciais aplicações no tratamento da doença periodontal. Crit Rev Biotechnol. 2016 Aug;36(4):760-75. doi: 10.3109/07388551.2015.1035693. Epub 2015 maio 25. PMID: 26004052.

34) Srivastava M, Neupane YR, Kumar P, Kohli K. Nanoemulgel (NEG) of

Ketoprofen with eugenol as oil phase for the treatment of ligature-induced experimental periodontitis in Wistar rats. Drug Deliv. 2016 Sep;23 (7) :2228- 2234. doi: 10.3109/10717544.2014.958625. Epub 2014 Sep 26. PMID: 25259423.

35) Debnath K, Chatterjee A, Priya VS. Avaliação do gel Nano-Bio Fusion como adjuvante da destartarização e alisamento radicular na periodontite crónica: Um estudo clínico-microbiológico. J Indian Soc Periodontol. 2016 Set-Out;20(5):543-548.    doi:    10.4103/0972-124X.201696.    PMID: 29242691; PMCID: PMC5676337.

36) Garg NK, Singh B, Tyagi RK, Sharma G, Katare OP. Administração transdérmica eficaz de metotrexato através de transportadores lipídicos nanoestruturados num modelo de artrite induzida experimentalmente. Colloids   Surf   B   Biointerfaces.   2016   No   1;   147:17-24.   doi: 10.1016/j.colsurfb.2016.07.046. Epub 2016 Jul 20. PMID: 27478959.

37) Paula AJ, Koo H. Nanosized Building Blocks para personalizar novas abordagens antibiofilme. J Dent Res. 2017 Feb;96(2): 128-136. doi: 10.1177/0022034516679397. Epub 2016 Nov 19. PMID: 27856967; PMCID: PMC5331618.

38) Zhang Y, Liang RJ, Xu JJ, Shen LF, Gao JQ, Wang XP, Wang NN, Shou D, Hu Y. Indução eficiente de atividade antimicrobiana com sistema de administração localizada de fármacos carregado com nanopartículas de vancomicina e poli(carbonato de trimetileno). Int JNanomedicine. 10 de fevereiro de 2017; 12: 1201-1214. doi: 10.2147 / IJN.S127715. PMID: 28243084; PMCID: PMC5315202.

39)  Kalia P, Jain A, Radha Krishnan R, Demuth DR, Steinbach-Rankins JM. Nanopartículas modificadas por peptídeos inibem a formação de biofilmes de Porphyromonas gingivalis com Streptococcus gordonii. Int J Nanomedicine. 2017 Jun 22;12:4553-4562. doi: 10.2147/IJN.S139178. PMID: 28790818; PMCID: PMC5488760.

40) Noronha VT, Paula AJ, Durán G, Galembeck A, Cogo-Müller K, Franz-Montan M, Durán N. Silver nanoparticles in dentistry. Dent Mater. 2017 Oct;33(10):1110-1126. doi: 10.1016/j.dental.2017.07.002. Epub 2017 Aug 2. PMID: 28779891.

41) Schwinté P, Mariotte A, Anand P, Keller L, Idoux-Gillet Y, Huck O, Fioretti F, Tenenbaum H, Georgel P, Wenzel W, Irusta S, Benkirane-Jessel N. Antiinflammatory effect of active nanofibrous polymeric membrane bearing nanocontainers of atorvastatin complexes. Nanomedicine (Lond). 2017 Dec;12(23):2651-2674. doi: 10.2217/nnm-2017-0198. Epub 2017 Nov 2. PMID: 29094650.

42) Zinger A, Adir O, Alper M, Simon A, Poley M, Tzror C, Yaari Z, Krayem M, Kasten S, Nawy G, Herman A, Nir Y, Akrish S, Klein T, Shainsky-Roitman J, Hershkovitz D, Schroeder A. Proteolytic Nanoparticles Replace a Surgical Blade by Controllably Remodeling the Oral Connective Tissue. ACS Nano. 2018 Feb 27;12(2):1482-1490. doi: 10.1021/acsnano.7b07983. Epub 2018 Jan 30. PMID: 29365250; PMCID: PMC6660973.

43) Mahmoud MY, Demuth DR, Steinbach-Rankins JM. Nanopartículas encapsuladas em BAR para a inibição e rutura de biofilmes de Porphyromonas gingivalis e Streptococcus gordonii. J Nanobiotechnology. 2018 Sep 15;16(1):69. doi: 10.1186/s12951-018-0396-4. PMID: 30219060; PMCID: PMC6138925.

44) Madhumathi K, Rubaiya Y, Doble M, Venkateswari R, Sampath Kumar TSAntribacterianos, anti-inflamatórios e nanocarreadores de fosfato de cálcio carregados com fármacos duplos regenerativos do osso - estudos in vitro e in vivo. Drug Deliv Transl Res. 2018 Oct;8(5): 1066-1077. doi: 10.1007/s13346-018-0532-6. PMID: 29717475.

45) de Alcântara Sica de Toledo L, Rosseto HC, Dos Santos RS, Spizzo F, DelBianco L, Montanha MC, Esposito E, Kimura E, Bonfim-Mendonça PS, Svidzinski TIE, Cortesi R, Bruschi ML. Liberação de própolis ativada por campo magnético térmico a partir de sistema líquido-cristalino baseado em nanopartículas magnéticas. AAPS PharmSciTech. 2018 Oct; 19 (7): 3258-3271. doi: 10.1208 / s12249-018-1163-4. Epub 2018 Sep 12. PMID: 30209790.

46) Ahmadian E, Shahi S, Yazdani J, Maleki Dizaj S, Sharifi S. Local treatmentmentof the dental caries using nanomaterials. Biomed Pharmacother. 2018 Dec;108:443- 447. doi: 10.1016/j.biopha.2018.09.026. Epub 2018 Sep 18. PMID: 30241047.

47) Sah AK, Dewangan M, Suresh PK. Potencial do transportador à base de quitosana para a administração de medicamentos periodontais. Colloids Surf B Biointerfaces. 2019 Jun 1;178:185- 198. doi: 10.1016/j.colsurfb.2019.02.044. Epub 2019 Feb 23. PMID: 30856588.

48) H R R, Dhamecha D, Jagwani S, Rao M, Jadhav K, Shaikh S, Puzhankara L, Jalalpure S. Sistemas locais de administração de medicamentos no tratamento da periodontite: A scientific review. J Control Release. 2019 Ago 10;307:393-409. doi: 10.1016/j.jconrel.2019.06.038. Epub 2019 Jun 27. PMID: 31255689.

49) Qian Y, Zhou X, Zhang F, Diekwisch TGH, Luan X, Yang J. Modificação tripla do andaime PLGA/PCL, incluindo impregnação de prata, revestimento de colagénio e electrospinning, melhora significativamente a biocompatibilidade, as propriedades antimicrobianas e osteogénicas para a regeneração dos tecidos orofaciais. ACS Appl Mater Interfaces. 16 de outubro de 2019; 11 (41): 37381-37396. doi: 10.1021 / acsami.9b07053. Epub 2019 Oct 7. PMID: 31517483; PMCID: PMC7220812.

50) Aminu N, Chan SY, Yam MF, Toh SM. Um sistema de nanogel de dupla ação à base de quitosano com triclosan e flurbiprofeno para o tratamento localizado da periodontite. Int J Pharm. 2019 Oct 30;570:118659. doi: 10.1016/j.ijpharm.2019.118659. Epub 2019 Sep 4. PMID: 31493495.

51) Cafferata EA, Alvarez C, Diaz KT, Maureira M, Monasterio G, González FE, Covarrubias C, Vernal R. Nanocarreadores multifuncionais para o tratamento da periodontite: Immunomodulatory, antimicrobial, and regenerative strategies. Oral Dis. 2019 Nov;25(8):1866-1878. doi: 10.1111/odi.13023. Epub 2019 Jan 10. PMID: 30565778.

52) Wijetunge SS, Wen J, Yeh CK, Sun Y. Lipossomas de aglutinina de gérmen de trigo com ciclodextrinas enxertadas à superfície como nanocarreadores bioadesivos de dupla administração de fármacos para tratar células orais. Colloids Surf B Biointerfaces. 2020 Jan 1;185:110572. doi: 10.1016/j.colsurfb.2019.110572. Epub 2019 Oct 13. PMID: 31654890.

53) Beg S, Dhiman S, Sharma T, Jain A, Sharma RK, Jain A, Singh B. Stimuli Responsive In Situ Gelling Systems Loaded with PLGA Nanoparticles of Moxifloxacin Hydrochloride for Effective Treatment of

Periodontitis. AAPS PharmSciTech. 2020 Jan 22;21(3):76. doi: 10.1208/s12249-019-1613-7. PMID: 31970603.

54) Wang J, Toebes BJ, Plachokova AS, Liu Q, Deng D, Jansen JA, Yang F, Wilson DA. Micromotor PLGA autopropulsionado com resposta quimiotáctica à inflamação. Adv Healthc Mater. 2020 Abr; 9 (7): e1901710. doi: 10.1002 / adhm.201901710. Epub 2020 Mar 6. PMID: 32142216.

55) Ziçba M, Chaber P, Duale K, Martinka Maksymiak M, Basczok M, Kowalczuk M, Adamus G. Polymeric Carriers for Delivery Systems in the Treatment of Chronic Periodontal Disease. Polímeros (Basileia). 2020 Jul 15;12(7):1574. doi: 10.3390/polym12071574. PMID: 32679893; PMCID: PMC7407295.

56) Zidar A, Kristl J, Kocbek P, Zupancic S. Desafios do tratamento e prestação
sistemas de imunomodulação e terapias probióticas para a periodontite. Expert Opin Drug Deliv. 2021 Sep;18(9):1229-1244. doi: 10.1080/17425247.2021.1908260. Epub 2021 maio 9. PMID: 33760648.

57) Lal A, Alam MK, Ahmed N, Maqsood A, Al-Qaisi RK, Shrivastava D, Alkhalaf ZA, Alanazi AM, Alshubrmi HR, Sghaireen MG, Srivastava KC. Nano Drug Delivery Platformsfor Dental Application: Controle de infeção e gerenciamento de TMJ - uma revisão. Polímeros (Basileia). 2021 Nov 29; 13(23):4175. doi: 10.3390/polym13234175. PMID: 34883678; PMCID: PMC8659450.

58) Hosseinpour-Moghadam R, Mehryab F, Torshabi M, Haeri A. Aplicações
de sistemas de administração de fármacos novos e nanoestruturados para o tratamento de doenças da cavidade oral. Clin Ther. 2021 Dec;43(12):e377-e402. doi:
10.1016/j.clinthera.2021.10.016. Epub 2021 Nov 26. PMID: 34844769.

59) Ho HN, Le HH, Le TG, Duong THA, Ngo VQT, Dang CT, Nguyen VM, Tran TH, Nguyen CN. Formulação e caraterização de gel à base de hidroxietilcelulose contendo nanopartículas lipídicas sólidas carregadas com metronidazol para administração de medicamentos na mucosa bucal. Int J Biol Macromol. 2022 Jan 1;194:1010-1018. doi: 10.1016/j.ijbiomac.2021.11.161. Epub 2021 Nov 27. PMID: 34843817.

60) Dhingra K, Dinda AK, Kottarath SK, Chaudhari PK, Verma F. Sistema de administração local de medicamentos à base de nanopartículas de prata mucoadesivas para o tratamento da peri-implantite na era COVID-19. Parte 1: análise antimicrobiana e de segurança <i>in-vitro</i>. J Oral Biol Craniofac Res. 2022 Jan-Fev; 12(1): 177-181. doi: 10.1016/j.jobcr.2021.11.007. Epub 2021 Nov 18. PMID: 34849334; PMCID: PMC8609067.

61) Pouroutzidou GK, Lazaridou M, Papoulia C, Tsamesidis I, Chrissafis K, Vourlias G, Paraskevopoulos KM, Bikiaris D, Kontonasaki E. Electrospun PLGA Membranes with Incorporated Moxifloxacin-Loaded Silica-Based Mesoporous Nanocarriers for Periodontal Regeneration. Nanomaterials (Basileia). 2022 Mar 2;12(5):850. doi: 10.3390/nano12050850. PMID: 35269337; PMCID: PMC8912608.

62) Zhang Y, Jiang R, Lei L, Yang Y, Hu T. Sistemas de administração de medicamentos para aplicações em doenças orais. J Appl Oral Sci. 2022 Mar 9;30:e20210349. doi: 10.1590/1678-7757-2021-0349. PMID: 35262595; PMCID: PMC8908861.

63) Li Z, Li G, Xu J, Li C, Han S, Zhang C, Wu P, Lin Y, Wang C, Zhang J, Li X. Hydrogel Transformed from Nanoparticles for Prevention of Tissue Injury and Treatment of Inflammatory Diseases. Adv Mater. 2022 Abr; 34 (16): e2109178. doi: 10.1002 / adma.202109178. Epub 2022 Mar 14. PMID: 35195940.

64) Costa JV, Portugal J, Neves CB, Bettencourt AF. Os sistemas locais de administração de medicamentos devem ser utilizados em medicina dentária?

Drug Deliv Transl Res. 2022 Jun;12(6):1395-1407.

doi: 10.1007/s13346-021-01053-x. Epub 2021 Sep 20. PMID: 34545538.

65) Lari S, Hiyari S, de Araújo Silva DN, de Brito Bezerra B, Ishii M, Monajemzadeh S, Cui ZK, Tetradis S, Lee M, Pirih FQ. A administração local de um antagonista de CXCR3 diminui a progressão da reabsorção óssea induzida pela injeção de LPS num modelo murino. Clin Oral Investig. 2022 Ago;26(8):5163-5169. doi: 10.1007/s00784-022-04484-z. Epub 2022 Apr 25. PMID: 35462591; PMCID: PMC9710470.

66) Petrescu N, Crisan B, Aghiorghiesei O, Sarosi C, Mirica IC, Lucaciu O, Iusan SAL, Dirzu N, Apostu D. Gradual Drug Release Membranes and Films Used for the Treatment of Periodontal Disease. Membranas (Basileia). 2022 Sep 17;12(9):895. doi: 10.3390/membranes12090895. PMID: 36135916; PMCID: PMC9503414.


67) Ma S, Lu X, Yu X, Du Y, Xu S, Li M, Peng C, Liu Z, Deng J. Um injetável
hidrogel multifuncional termo-sensível à base de quitosana para terapia de periodontite. Biomater Adv. 2022 Nov;142:213158. doi: 10.1016/j.bioadv.2022.213158. Epub 2022 Oct 17. Errata em: Biomater Adv. 2023 Mar;146:213271. doi: 10.1016/j.bioadv.2022.213271. PMID: 36288629.

68) Basudan AM. Entrega de medicamentos periodontais à base de nanopartículas - Uma revisão sobre as tendências actuais e perspectivas futuras. Saudi Dent J. 2022 Dez; 34 (8): 669-680. doi: 10.1016 / j.sdentj.2022.09.006. Epub 2022 Oct 7. PMID: 36570572; PMCID: PMC9767828.

69) Constantin M, Lupei M, Bucatariu SM, Pelin IM, Doroftei F, Ichim DL, Daraba OM, Fundueanu G. PVA/Chitosan Thin Films Containing Silver Nanoparticles and Ibuprofen for the Treatment of Periodontal Disease. Polymers (Basel). 2022 Dec 20;15(1):4. doi: 10.3390/polym15010004. PMID: 36616354; PMCID: PMC9824025.

70) Wang F, Li Z, Gan XY, Lu XL, Jiao BH, Shen MH. Qualidade por design impulsiona o desenvolvimento e avaliação de hidrogel termossensível carregado com IgY e LL37-SLNs para combater a periodontite experimental. Eur J Pharm Sci. 2023 Jun 1;185:106444. doi: 10.1016/j.ejps.2023.106444. Epub 2023 Abr 11. PMID: 37044199.

71) Budalã DG, Luchian I, Tatarciuc M, Butnaru O, Armencia AO, Virvescu DI, Scutariu MM, Rusu D. Are Local Drug Delivery Systems a Challenge in Clinical Periodontology? J Clin Med. 2023 Jun 19; 12(12):4137. doi: 10.3390/jcm12124137 PMID: 37373830; PMCID: PMC10298898.

72) Hu S, Wang L, Li J, Li D, Zeng H, Chen T, Li L, Xiang X. Hidrogel reforçado com nanoenzima modificado com catecol e $MnO_2$ com capacidade antioxidante e antibacteriana melhorada para o tratamento da periodontite. ACS Biomater Sci Eng. 2023 Sep 11;9(9):5332-5346. doi: 10.1021/acsbiomaterials.3c00454. Epub 2023 Aug 29. PMID: 37642176.

73) Harris J, Malaiappan S, S R. O desenvolvimento e a avaliação do extrato de Neem e de cravinho à base de nanopartículas de óxido de cálcio carregadas de melatonina: um estudo in vitro. Cureus. 2023 Set 30; 15(9):e46293. doi: 10.7759/cureus.46293. PMID: 37915867; PMCID: PMC10616532.

74) Ma YF, Yan XZ. Membranas de Regeneração de Tecidos Guiadas pelo Periodonto: Limitações e Possíveis Soluções para a Análise de Gargalos. Tissue Eng Part B Rev. 2023 Oct;29(5):532-544. doi: 10.1089/ten.TEB.2023.0040. Epub 2023 maio 2. PMID: 37029900.

75) Zhou Y, Liu J, Xue P, Zhang J. Hidrogel responsivo à colagenase carregado com nanopartículas GSK2606414 para o tratamento da periodontite através da inibição da expressão induzida pela inflamação de PERK de células estaminais do ligamento periodontal. Pharmaceutics. 2023 Oct 20;15(10):2503. doi: 10.3390/pharmaceutics15102503. PMID: 37896262; PMCID: PMC10609791.

76) Sahu SA, Panda S, Das AC, Mishra L, Rath S, Sokolowski K, Kumar M, Mohanty R, Nayak R, Satpathy A, Lapinska B. Eficácia da nanopartícula de própolis administrada subgengivalmente no tratamento não cirúrgico da bolsa periodontal: A Randomized Clinical Trial. Biomolecules. 2023 Oct 26;13(11):1576. doi: 10.3390/biom13111576. PMID: 38002260; PMCID: PMC10669236.

77) Anand V, Ramadoss R, Purushothaman B, Sundar S, Panneer Selvam S, Ramani P, Krishna Naik V. Encapsulamento de nanopartículas de lidocaína em ácido lipóico derivado de Gadus morhua. J Oral Biol Craniofac Res. 2023 Nov-Dez;13(6):791- 795. doi: 10.1016/j.jobcr.2023.10.005. Epub 2023 Nov 11. PMID: 38028227; PMCID: PMC10665928.

78) Srinivasan Y, Arumugam P, Ali S. Síntese verde de nanopartículas de óxido de magnésio mediadas por Bacopa monnieri e análise das suas

propriedades antimicrobianas, antioxidantes e citotóxicas. Cureus. 2024 Jan 22;16(1):e52701. doi: 10.7759/cureus.52701. PMID: 38384608; PMCID: PMC10879732.

79) Sun X, Huang X, Park KS, Zhou X, Kennedy AA, Pretto CD, Wu Q, Wan Z, Xu Y, Gong W, Sexton JZ, Tai AW, Lei YL, Moon JJ. Nanopartículas de coordenação auto-montadas activadas por STINGA para aplicações em imunoterapia contra o cancro e vacinas. ACS Nano. 2024 Abr 16;18(15):10439-10453. doi: 10.1021/acsnano.3c11374. Epub 2024 Apr 3. PMID: 38567994; PMCID: PMC11031738.

80) Cocos DI, Dumitriu Buzia O, Tatu AL, Dinu M, Nwabudike LC, Stefan CS, Earar

K, Galea C. Desafios na Otimização de Nanoplataformas Utilizadas para a

Entrega na cavidade oral. Pharmaceutics. 2024 maio 7; 16(5):626. doi:10.3390/pharmaceutics16050626. PMID: 38794288; PMCID: PMC11124955.

81) Seoane-Viaño I, Seoane-Gigirey M, Bendicho-Lavilla C, Gigirey LM, Otero- Espinar FJ, Seoane-Trigo S. The Integration of Advanced Drug Delivery Systems into Conventional Adjuvant Therapies for Peri-Implantitis Treatment. Pharmaceutics. 2024 Jun 5;16(6):769. doi: 10.3390/pharmaceutics16060769. PMID: 38931890; PMCID: PMC11207621.

82) Wang X, Wang Q, Wang J, Wang X, Yin L, Wang C, Fan G, Pan J. Uma nova estrutura metal-orgânica funcionalizada com lipopeptídeo para terapia de periodontite através da via Htra1 / FAK / YAP. Biomater Res. 2024 Jul 29;28:0057. doi: 10.34133/bmr.0057. PMID: 39076893; PMCID: PMC11283871.

83) Ji T, Kohane DS. Nanoscale systems for local drug delivery (Sistemas à escala nanométrica para administração local de medicamentos). Nano Today. 2019 Oct; 28: 100765. doi: 10.1016 / j.nantod.2019.100765. Epub 2019 agosto 26. PMID: 32831899; PMCID: PMC7442295.

84) Dhar V. Medicina dentária baseada em evidências: Uma visão geral. Contemp Clin Dent. 2016 Jul-Sep;7(3):293-4. doi: 10.4103/0976-237X.188539. PMID: 27630488; PMCID: PMC5004537.

85) Kishore M, Panat SR, Aggarwal A, Agarwal N, Upadhyay N, Alok A. Cuidados dentários baseados em evidências: integração de conhecimentos clínicos com investigação sistemática. J Clin Diagn Res. 2014 Feb;8(2):259-62. doi:
10.7860/JCDR/2014/6595.4076. Epub 2014 Feb 3. PMID: 24701551; PMCID: PMC3972581.

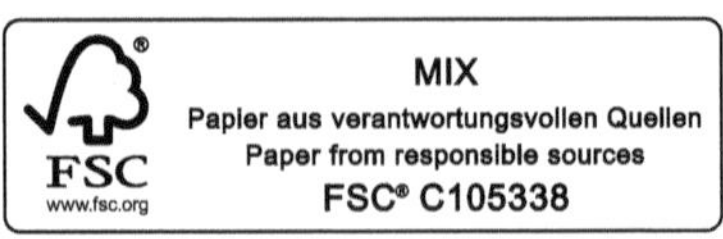

Printed by Books on Demand GmbH, Norderstedt / Germany